Pandemic Stress Care

50

パンデミック《感染爆発》ブルー《不安》から
心と体と暮らしを守る
50の方法

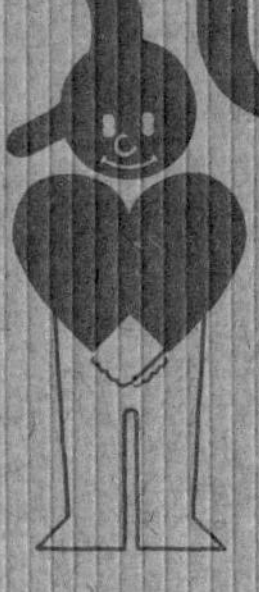

古賀良彦
医学博士●杏林大学名誉教授

亜紀書房

パンデミック《感染爆発》ブルー《不安》から心と体と暮らしを守る50の方法　もくじ

Chapter 2

パンデミックブルーを遠ざける基本のケア

Chapter 3

普段も役立つストレス・コーピング術

はじめに

2020年の春、そして初夏

パンデミック《感染爆発》など起きなければ、オリンピック開催に向けて加速していく準備の様子が盛んに報道され、とくに関係や関心のない人もいつもとは違う賑わいを感じ、普段に増して心が浮き立つ春だったでしょうか。

しかし2月より報道は「新型コロナ感染症」の話題一色になっていき、早くも数カ月が過ぎていきます。

4月7日、全国に出された初の「緊急事態宣言」は5月上旬に一旦延長され、中旬からは宣言の一部解除や、活動の自粛等について段階的緩和が始まり、下旬には全国的に解除されました。とはいえ感染症予防を続ける必要があり、多くの人が「コロナ終息まで長期戦になる」「以前と同じ生活には戻れない」と認識し、パンデミックの第2波、第3波を警戒しています。これから夏に向けて台風や大雨などの自然災害の発生や熱中症も心配な中で、感染症とのバッティングをあんじる声も強くあります。

一方で「コロナ疲れ」「自粛疲れ」などという言葉を頻繁に耳にします。未知の感染症が急速に広がり、暮らしに大きな影響を与えるようになって数カ月ですから、このような言葉が生まれるのは当然ですね。

ただし長年、精神医療に携わり、脳の健康やストレスの心身への影響について研究をしてきた医者としては、いまみんながさらされているストレスは特異性があり、単に〝疲れ〟などと扱うのは危険なことのように思います。

コロナ・ストレスの影響

特異性などと書くと怖い印象をもつかもしれませんが、そういう意味ではなく、このストレスが従来の概念だけでは説明しづらいタイプで、不安の要素が強く、ストレスの影響の現れ方が人それぞれ、多様だと考えているのです。

普段より睡眠不足になり、ちょっとイライラが強くなって、家族に当たってしまう人もいれば、感染症に対する恐怖からお酒を過ごし、食事や睡眠などがおろそかになって、健康の土台が崩れてしまう人まで、「個別性」が強いために見過ごされたり、誤解されたりするリスクを懸念しています。

前者を単純に「イライラ程度なのでストレスは軽い」などとはいえません。イライラの背景にあるいくつかのストレスを放置していると、家族関係の悪化といったさらなるストレスを生み、度を超えた飲酒につながって……、前者と後者が重なってしまう、負の連鎖の危険をはらんでいるからです。

そこで、コロナ禍のストレスが脳と心、体に与える影響や現れる症状、そのことによって生じる生活上の問題を丸ごと（包括的に）「パンデミックブルー」としてとらえ、それはどのようなものか、具体的な対処法（ストレス・コーピング）とあわせてご紹介したいと思います。

実際に緊急事態宣言の延長が話題になり始めた頃から、報道やＳＮＳでは感染症の脅威に加え、非日常の自粛生活に浮上し始めたさまざまな問題が取り上げられるようになっていました。

親子・兄弟関係の悪化、女性だけに家事・介護負担が増えること、リモートワークでの生産性低下やコミュニケーションの不足、高齢者の健康格差や子どもの学習格差の発生、さまざまな依存症・スリップ（依存症などの回復過程でやめていたことを再開してしまうこと）の危険性など、「こんなことが起きている」「こんな心配が浮上」とそれぞれ語られていますが、それらは別々の問題ではなく、ひとりの人や家庭に同時に起きる可能性がある「つながりのある問題」で、パンデミックブルーの一部です。

そしてそれは特別な人や家庭にだけ起こるわけではありません。非常時に変化や問題が生じるのは自然で、みんなに起こりえます。問題の現れ方は人（家族）によってさまざまで、タイミングも感染拡大時期だけとは限らないので、感染症対策だけではパンデミックから平穏な生活を守ることはできないと考えましょう。

ストレス・コーピングを始めよう

とはいえ、問題をまねく原因はコロナ・ストレスとはっきりしているので、このストレスの特異性を理解して、暮らしの中でストレス・コーピングを行えば、パンデミックブルーが生じても一過性の現象で終わらせることができると希望をもっています。ストレスに上手に対処することをストレス・コーピングといいます。

予防的なストレス・コーピングによって暮らしによい変化を生み出すことができたら、それが自分（我が家）の「新しい生活様式」「コロナの時代の新たな日常」として終息後も残せるでしょう。ストレス・コーピングが定着すること自体が、よい変化と考えることもできますね。

しかし、対処が不足したり、遅れたりすると、健康状態の悪化や個々の問題の深刻化によって、望ましくない生活様式や問題山積の日常が残る可能性もあります。ですからいま、これまでとは違う暮らしを創造する中にストレス・コーピングをうまく組み込んでいけるように、すぐできることをお伝えします。

コロナ禍で緊張感のある生活をしているとき、ストレスに対処するストレス・コーピングがつらいものになってしまうと本末転倒なので、楽しめる方法を見つけていただけるよう、ヒントをいくつも提示しましょう。

全部・必ずやろう、完璧にしようなどとは思わずに、いいかげんに、自分（我が家）らしくやっていくのが、小さなよい変化をたくさん生み出すコツです。日々わずかな時間でいいので、自分や家族のストレス・コーピングにあて、その自分（家族）への「やさしさ」、日々の「楽しみ」でパンデミックブルーを遠ざけましょう。

古賀良彦

＊註
本書に掲載しているパンデミックブルーに対するストレス・コーピングのノウハウは、普段も仕事や家事、育児、介護などのストレス対応で活用できるものですが、新型コロナ感染症対策・感染予防・治療等に関する内容は執筆時（2020年5月下旬）の情報をもとにしたもので、今後、変わる可能性があります。ご了承ください。なおWHOは新型コロナウイルス感染症の正式名称を「COVID－19」としていますが、本書では新型コロナウイルスで統一しています。

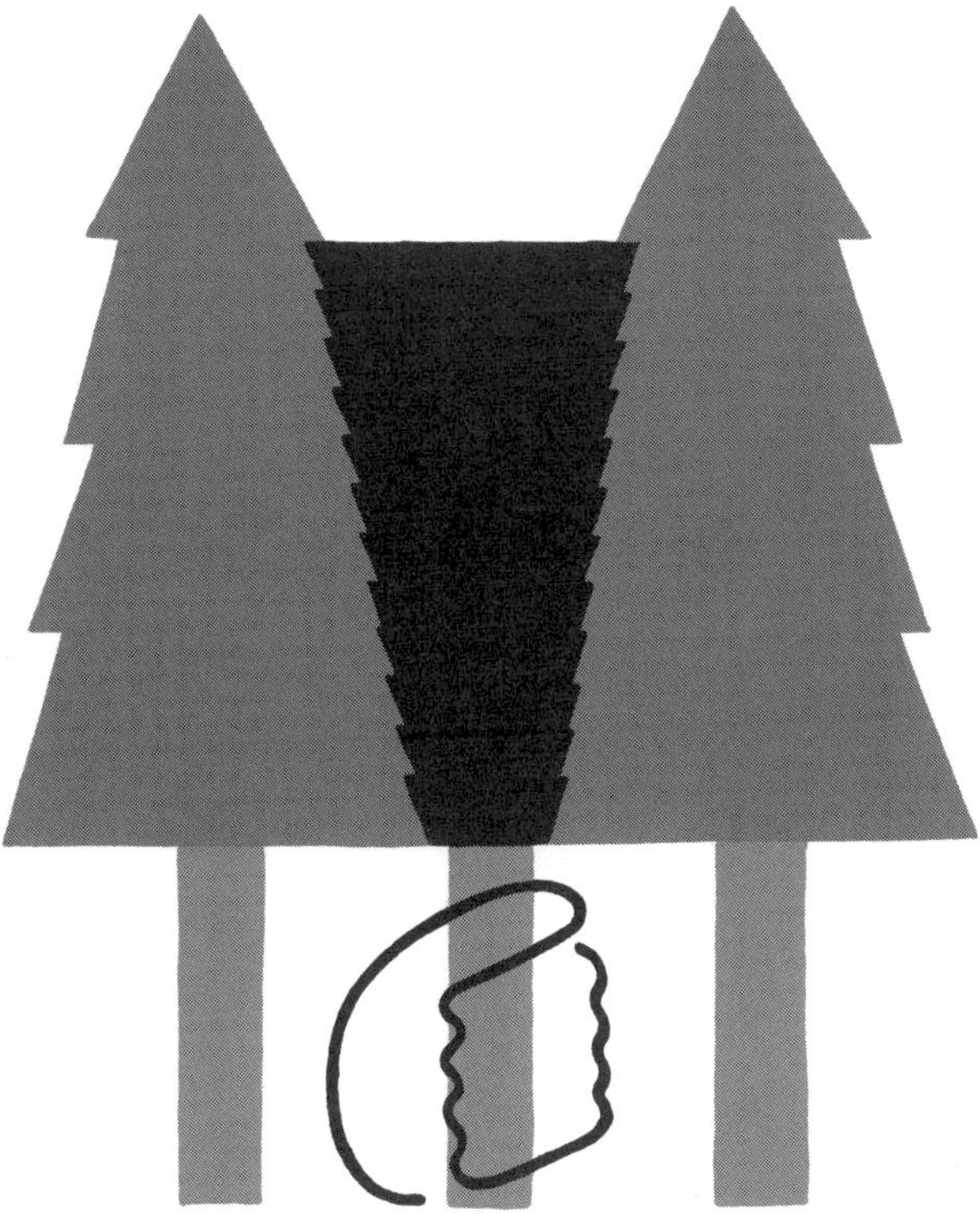

Chapter 1

パンデミックブルー《感染爆発不安》に備える

非常時の自然な反応「パンデミックブルー」とは？

不安症状は人により多様

「はじめに」でも述べた通り、新型コロナ感染症が拡大する中で生じたストレスが心身に与える影響や不安症状、そのことによって起こる生活上の問題（変化）を丸ごと「パンデミックブルー」と呼ぶことにしました。

未知の存在だったウイルスがまたたく間に世界中に広がり、個々の人が感じる不安はさらに未知数で、長年ストレスについての研究や教育に携わってきた私にも、既存のストレスの概念だけでは説明しづらいものがあります。

メディアには早々「コロナうつ」などという言葉が登場しているものの、パンデミックの影響で多くの人に現れる不安症状は「うつ病」とは異なります。パンデミックブルーの一症状として「抑うつ状態」は現れることがありますが、いまみんなの健康や生活を脅かしている不安症状は、人によって本当にさまざまな体《てい》で現れ、それが状況によりさらなるストレスをまねくリスクにもなる多様さ、複雑さをもっています。

「ステイ・ホーム」で密度が増した家庭の中では、家族それぞれの情緒（怒りっぽくなる、感傷的になるなど）が影響し合い、家族関係の悪化といったストレスが生じやすいでしょう。

活動を控える中で過食や偏食が進み、生活習慣病のリスクが増すことや、持病の悪化につながるケースも心配です。

一方で、感染症に対する緊張感を高く保ちながら、従来通り出勤し、働くエッセンシャルワーカー（ライフラインの維持に欠かせない仕事をする人たち）の場合、これまで以上に忙しくなり、仕事と家の往復だけの生活で、心身の疲労を癒す間がないことが少なくないようです。

エッセンシャルワーカーに限らず、自粛も含めスイミングやジム通い、仲間との会合・会食、ショッピングやライブ、カラオケ……といった普段の気分転換法が使えないと、子どもや、お年寄りもみんなうつうつとした生活ですね。

そして他方、極めて厳しい経済的な問題などによって、強い緊張が続いている人や組織もあるのです。

それぞれの症状や変化をピックアップし、分析することは、コロナ・ストレス対応という視点では時間のロスです。いまはコロナ・ストレスによる影響と、同時に起こっている他の症状や変化を見逃さないために、一つひとつの症状にとらわれず、丸ごとをパンデミックブルーと見て対処しましょう。

不安は背後から襲う

パンデミックブルーに対するストレス・コーピングを具体的に紹介する前

に、もう少し、コロナ・ストレスについて説明をしておきましょう。

感染予防の啓発情報の中で「正しく知り、正しく恐れる」などといわれますが、そういわれてもどうしたらいいのか、ちょっとわかりにくいのではないでしょうか？　不安と恐れの違いを次のように理解すると、イメージをつかんでいただきやすいのではないかと思います。


コロナ・ストレスが多様な不安症状をまねく最たる理由は世界中が〝新型〟のウイルスについて「よくわからない」からです。

現時点ではヒトに感染するコロナウイルスには風邪を引き起こす4種類のコロナウイルス、SARSウイルス、MERSウイルス、そして新型コロナウイルスがあるとわかっていて、ウイルス学的には新型コロナはSARSと似ているという指摘があるものの、新型コロナに関する情報はまだまだ乏しい状況です。

重篤な呼吸器症状を起こすSARS、MERSのパンデミックを回避した日本の医療界には「感染症は封じ込めることが可能な時代になった」として少し油断していたのか、現役のコロナウイルス学者は少なかったと聞いています。

そのためテレビやインターネットのニュースにはどこかの研究所が電子顕微鏡で写したウイルスの画像がポンと掲載されて、予防法と感染者数、国内外の医療現場の窮状が繰り返し報じられました。

現在、パンデミック当初に比べればウイルス等に関する具体的な情報が増え、美しい色に着色されたウイルスの写真も見慣れましたが、みんなのわからなさは解消されていません。

予防策としてマスクや手洗いが大切なことなどは周知されていても、自分（我が家）の予防が十分か、不安がつきまとう。高齢の人や持病のある人は重症化しやすく、まだ決定的な治療薬もワクチンもないなどというネガティブ情報のインパクトがずっと強いですね。

精神医療の分野では「不安は背後から襲う」とたとえるのですが、私たちにとって「実態がわからないもの」の存在は強いストレスとなり、不安をまねくのです。

病気で例えるなら「インフルエンザ」「生活習慣病」「食中毒」をみんな恐れてはいるでしょう。しかし、なんとなくどのような病気か、治療法などについても大まかに理解していると思っているので、多くの人は自分なりの予防的配慮をして暮らしていて、そのことで安心し、日夜不安などということはないわけです。

しかし新型コロナはまだインフルエンザなどの段階ではない。ですから「正しく恐れる」にはちょっとしたテクニックが必要になります（具体的な方法は次項で紹介）。

一方、中には、そんなふうにいわれても「これまでとあまり変わらない生活を続けているし、特別なストレスは感じていない」という人もいるでしょう。

「急ごしらえで始まった自粛要請中限定のリモートワークは普段の業務に比べればラクで、満員電車での通勤もなく、ストレスはなかった」という人もいるかもしれません。

また、「もっと大変な影響を受けている人がいるので、自分のストレスなど問題ではない」などと考える人もいるかもしれないですね。

しかし健康やいのちを脅かす未知のウイルスの不確かな存在は、みなさんの人生において前例のないストレスで、おそらく心身の緊張を高めています。

コロナ・ストレスはすべての人に影響を与えているという前提で、自分や家族、そして身近な人に対して寛容になる余裕がいま大切ではないでしょうか。そのためにも生活の中で楽しめるストレス・コーピングの習慣化がみんなに必要です。

今後、感染症対策の長期化、パンデミック再来も考えれば、いまはどうであれ、予防的にコロナ・ストレスに対処しておくのがよいのです。

ストレス・コーピングは非常時の生活に生じた変化を問題に発展させないケ

アであり、快適に暮らすための新たな習慣の創造・定着を促すちょっとした工夫でもあります。ストレス対応の司令塔となる脳を十分にはたらかせるために、脳にほどよい刺激を与え、活性化しましょう。いますぐ簡単に、楽しみながら、コロナ・ストレスに対処できます。

感染症を「正しく知り、正しく恐れる」とは？

「正しい恐れ」に変えよう

先に述べた通り、みんなに共通したストレスをまねいているのは新型コロナ感染症の「わからなさ」「先の見えなさ」です。それでは背後から襲うという不安を、「正しい恐れ」に変えるにはどうしたらいいのか？　いくつかの具体策を紹介しましょう。

家族みんなの安心のために、いま具体的にできること、そのルーチン化について家族で話し合う機会をもってみましょう。単身で生活している人も、離れて暮らす家族や友人と対話してみてください。

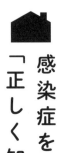

すでになんとなく決まっていることなどもあるとは思いますが、改めて話し合い、書いて掲示するなどが「正しく知り、正しく恐れる」コロナ・ストレス対策となり、パンデミックブルーの予防・改善に役立ちます。

とくに家族の中に一般的な感染症情報を理解するのがむずかしい子どもや、高齢者や持病がある人など、新型コロナ感染症のリスクが高いとされている人がいる場合、「我が家の新型コロナ対策」をわかりやすく〝見える化〟することが、安心につながります。

①新型コロナのことは専門家に任せる

現在、新型コロナ感染症のワクチン開発が進んでいます。よりスマートで有効な予防法や、病気の免疫の理想的な獲得方法などについて今後、いっそう情報が提供されるでしょう。

必ず世界の誰かが治療法を見つけてくれます。

ただし、それは待っているしかありません。ネット情報で〝にわか感染症博士〟をめざしてもあまり意味がないですね。自分たちで考えることは、新型コロナのことより、もっと大きな意味での家族の健康と健やかな生活です。

新型コロナについては専門家に丸投げ、と決めましょう。

「新型コロナは脅威を与える未知のもの」ではなく、もう「誰かが新型コロナの実態をつかむのを待っている」段階。いま手に入れられる予防法を続けていれば身を守ることができ、万一かかっても必ず死んでしまう病気ではないのです。「我が家の予防法・健康づくりについて家族で一度、ちゃんと話してみよう」。そんな場づくりを試みて、専門家に任せることは任せ、情報を待つイメージを家族でシェアしましょう。

同時に、これからも「感染症の動向により生活を変えざるをえないことがある」という認識を共有しておくことが大切です。

②自宅を「安全な場所」に

感染拡大の最中でも、活動の自粛等が緩和されている期間も、いつでも自分

（家族）にとって自宅が「安全な場所」となるように、短い期間を設定して、いくつか「短期間限定〈非常時〉の我が家の決めごと」をしておくと、家族が安心できます。

家族の負担感を増やさず、みんなが安心するポイントは「当面〈まず1週間、次に軌道修正して数週、1〜2カ月程度の期間限定〉のことを決める」ということ。とくに緊急事態宣言発令時など不安が強まる時期には家族として「できることをしっかりやる姿勢」を示し、家族の協力を促しましょう。少々不自由なことも「短い間、限定」で実行しやすくなります。

「自宅を『安全な場所』にするコロナ・ストレス対策」（30ページ）のように具体的に話し合って、ルールをつくり、自宅内の各所に掲示すると、行動の徹底と「現在やれることはやっている」安心につながるのです。

期間終了後にまだ継続・更新する必要がある場合は再び話し合いの場をもち、振り返りや見直しを加えて続けてください。

ただし、すべてを全部・すぐにやろうなどと思う必要はありません。臨機応変に、負担にならないように、我が家にとって大切だと思うことを取り入れていただきたいと思います。

ルーチンができるまでは主導的立場の人の負担が大きくならないように、とくに気をつけてください。

家庭の中の感染症予防は、これが正解・不正解というものがあるわけではないでしょう。目に見えないウイルスを生活環境から排除することはむずかしく、理想的な予防法も、負担が大きく、続けられなかったら意味がないのです。我が家が基準とする「感染症予防に関する情報」に基づいて、家族で意見を交換し、みんなで続けられることを決めて、実行しましょう。

これからは、あわせて、大型台風や猛暑などへの備え、熱中病予防なども必要です。

最初に高いハードルにトライするより、少しずつできることを増やしていくほうが、家族が気分よく続けられます。

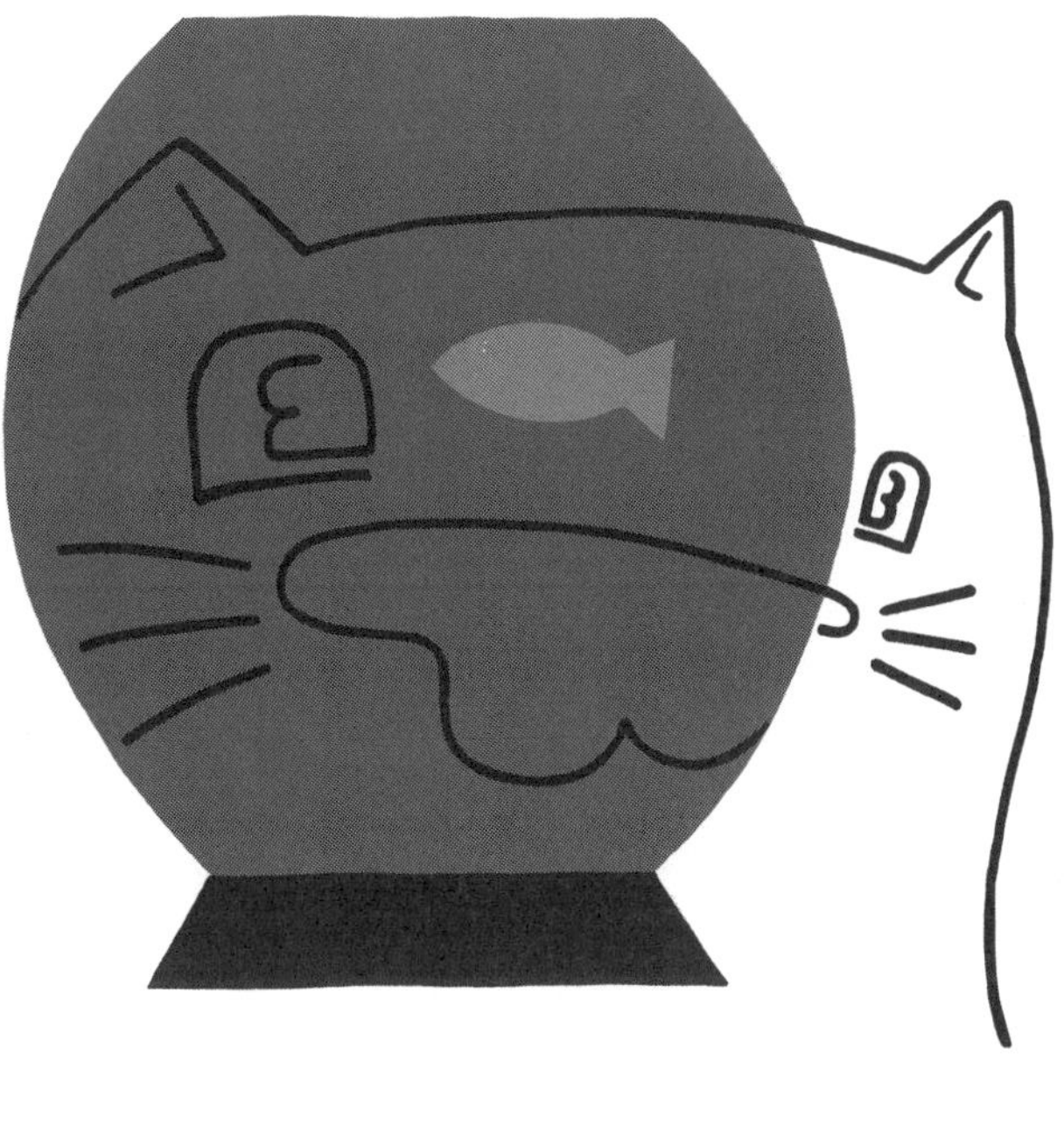

自宅を「安全な場所」にする
コロナ・ストレス対策

●情報の取捨選択をする係を決める

感染症に関する曖昧な情報に家族が惑わされないように、誰が感染症予防に関する情報を管理し、家族に伝達するか、係を決めましょう。

家庭の感染症予防の情報ソースは公的機関が発するものだけとしても不足はないと思います。係になったからといって最新の情報を追いかけ続けるのはストレスになりますし、テレビやインターネットの情報にはフェイクニュースも混ざっているので混乱します。家族はもとより係の人もそのような情報収集は自主的に制限しましょう。

厚生労働省のウェブサイトに「新型コロナウイルス感染症について」というページがあり、「新型コロナウイルスを想定した新しい生活様式」などのコンテンツがあり、随時更新されています。

こういった情報はポイントが整理されているので、ポイントに基づいて我が家流の具体策を考えることができるでしょう。具体的で確かな情報だけでも「全部、完璧に理解しよう」と思うと大変です。くれぐれも重荷にならない程度にやっていきましょう。

同居していない両親や祖父母などにも「選別した正しい情報を伝える」習慣ができるといいですね。いまの時代、そのような伝達自体はさほど大きな負担なくできるのではないでしょうか。

●万が一のときどうするか決めておく

感染の不安があるときはどうするのか？　息苦しさや高熱、強いだるさなどがあったら？　どこに電話をかける？　かかりつけ医・最寄りの新型コロナ感染症相談窓口・保健所の電話番号は？　加療の前、家庭内でどうやって待機するのか？　看病は誰が？

万一のときにはどう動いたらいいのかを把握し、リストにして掲示しましょう。家族の誰に症状が出るかはわからないので、お年寄りや子どもも対応できるようにしておくことが必要です。

感染症拡大防止体制強化の一環で区市町村が発行している「区報」「市からのたより」などに住まいのある地域の相談窓口等、行政の対応に関する情報がまとめられています。こうした情報は区市町村のウェブサイトでも確認できるでしょう。各地の消防署も、救急車を呼ぶ前にとるべき行動や連絡先などについて情報を発信しています。

● 我が家の予防ＴＯ ＤＯ見える化

感染症予防や健康づくりのために家族で約束を交わしましょう。

家で過ごす時間が増え、家族の三密は避けようがないので、互いに大切ないのちを守り合う行動をとることが、安心の土台になります。みんながどのようなルーチンを実行すると自宅を「安全な場所」にできるか、意見を集め、実行・継続可能なものにしぼって、行動する場所（玄関や洗面所など）に書いて貼りましょう。

❶家庭内の換気のタイミングと担当者

❷外出するときの身支度の約束
　マスク着用　など

❸外出中の注意点
　三密に気をつける
　外出先の感染予防策に協力する
　手で顔を触らない
　帰宅して手洗いが済むまでマスクは外さない　など

❹帰宅したときの除菌の約束

着用していた上着やカバンは玄関に置く
アルコール除菌剤や次亜塩素酸ナトリウム液（0・05％または0・1％）などで拭く
手洗い・うがい・洗顔
公共の場所や勤務先から戻ったらすぐシャワーを浴び、髪を洗う
脱いだ衣類は洗濯する　など

❺外から持ち込む物（買ってきた物や、宅配で届いた物）の除菌の約束
アルコール除菌剤等で拭く
容器は玄関で捨てて中身だけ持ち込む
生鮮食料品はすぐ洗う　など

❻❹や❺の除菌剤などの取り扱い諸注意、手順　など

●非常時生活における家族の役割の再調整

「ステイ・ホーム」期間中は家事や家族のケアのボリュームが増します。「家族が日々3食、家で食べるようになって大変！」といった声が多くなるようですが、食事の仕度以外もいろいろ仕事やケアが増えたでしょう。たとえば購入してきた物の除菌など、実際に毎回行っていると大変な作業です。

先の緊急事態宣言下では、ほとんどを自然にお母さん（妻）が担っていたかもしれませんが、それならなおのこと見直しや再調整をゆるやかに始めましょう。

家事や家族のケアを随時、家族みんなで分け合うように話し合いをするのです。具体的にどんなことをしているかを細かく書き出して、みんななるべく自発的に、当面の自分の役割を決めます。

家族の中に小さい子どもや、介護が必要な人がいる場合は、とくに誰かがなし崩し的に育児や介護をひとりで抱える「ワンオペ育児」「ワンオペ介護」が生じない仕組みをつくりましょう。

非常時には普段以上に「支える人」（育児や介護のキーパーソン）に、支えが必要になることを忘れないでください。

また、支えられる人にもできることを見つけて分担し、家族全員で協力して非常時を乗り越える体験を分かち合えたら理想的です。たとえば「定期的な換気」「トイレットペーパーの補充」「ペットの世話」など、誰にもできることがなにかあるでしょう。直接的なお年寄りの介護はできなくても、話し相手・見守りなどは子どもにもでき、お年寄りからも喜ばれるのではないでしょうか。

また先の「万一のときのリスト」や「予防ＴＯ ＤＯ」などを書いて貼る仕事もみんなで分担を。こういった掲示物は1、2週間で目が慣れ、風景になじんでしまうので、ときどき刷新するのが持続的に注意を集めるコツです。

子どもの描くかわいい文字やイラスト、お年寄りの達筆でつくったポスターは、大切な暮らしの記録。写真で残しておくと家族の宝になるかもしれません。

家族それぞれができることを見つけて、「期間限定でお願い!」とみんなで頼み合い、担当者に責任をもってもらいましょう。

一方、単身の人は当面、なるべくマイペースを変えずに家事や仕事を続け、自分のケアを充実させましょう。暮らしの中で楽しみを見つけると、どのようなことも自分のケア＝ストレス・コーピングになります。ぜひ89ページと92ページを参考にしてください。

そして必要に応じてオンラインを活用し、離れて暮らす家族や友人などと交流を保ちましょう。ひとりの生活が充実していても、相手の人は離れていて、心配をしているかもしれません。そのように人を気遣うことが、自分も、人も癒します。短い時間でも話すと、互いに安心できるでしょう。

●家族それぞれのスケジュールと居場所の確認

家族それぞれの1日のタイムスケジュールを決め、それを行う場所を家庭の中で割り振ります。

全員が起床・就寝、食事、仕事や勉強、遊び、運動の予定を自己申告し、家族で協議して決定しましょう。自主的に生活リズムを崩さないように過ごすことは、体内時計の維持に役立ち、十分な睡眠確保につながるので、パンデミックブルー予防として最も重要です。

そして日本の住宅事情から考えると、「ステイ・ホーム」期間中の居場所の確認はみんなのストレス対策として不可欠です。たとえばリモートワークのため、お父さんやお母さんが共有スペースのリビングや子ども部屋を利用する必要がある場合、家族（子ども）にお願いして、了承をえましょう。

「仕事だから」が通用するのは会社の中だけ。家でそれを通そうとすると、家族のストレスになってしまいます。そして子どもなど、他の家族の居場所も、意見を尊重して決めてください。

なお、先の「役割」や「タイムスケジュール管理」などが継続できた場合のインセンティブ（ごほうび）を決めておくのも円満運営の一手です。みんながおおむねミッションクリアしたら、週末はおうち焼肉、次週は手巻き寿司。家族の行きつけの店からごちそうをテイクアウトするのもいいですね。「できた」「できなかった」の判断はややゆるめにし、モチベーションを上げましょう。

「役割」や「タイムスケジュール管理」を楽しめる工夫についてアイデアを吸い上げて、実施するのもいいでしょう。

• ステイ・ホーム期間中「○月のおうち仕事」分担表（時系列）

時間帯	役割	担当
朝	部屋の換気	おばあちゃん
6時半頃	朝ごはんの準備	お母さん、おばあちゃん
朝	おばあちゃんの血圧測定のお手伝い・服薬の確認	お母さん
8時	ペットの散歩	長男
8時	ペットの朝ごはんの準備	長男
朝	ペットのトイレの掃除	長男
朝	朝ごはんの片づけ	おばあちゃん
朝	洗濯	お母さん
午前中	洗濯物を干す	お母さん（水土日）、お父さん（月火木金）
9時頃または16時頃、30分程度	長女の公園遊びのつき添い	お母さん（水土日）またはお父さん（月木土日）、おばあちゃん（火金）
総合病院のみ、月1（午前）	おばあちゃんの病院のつき添い	お母さん（水）、お父さん（月火木金）
午前中	掃除機をかける	お母さん、自室は各自
午前中	トイレ掃除	お父さん、長女
適宜（午前中）	布団干し	お父さん
2、3日に１度、午前中	食料品の買い物	主にお母さん（水土日）
（午前中）	食料品以外の買い物	お父さん
（午前中、または宅配注文）	とくに重たい物の買い物（飲料、ペット用品など）	お父さん、長男（ペット用品）
随時	買ってきた物の除菌と片づけ	お父さん、お母さん
11時半頃	昼ごはんの準備	お父さん、長女
昼	昼ごはんの片づけ	おばあちゃん
昼	部屋の換気	おばあちゃん、長女
要望に応じて	おばあちゃんの散歩や用足しのつき添い	お母さん（水土日）、お父さん（月火木金）、長男
午後	洗濯物を取り込んでたたむ	おばあちゃん、長女
午後	たたんだ後の洗濯物の片づけ	各自
18時頃	長男・長女の学習状況の確認	お母さん（水木）、お父さん（月火金）
19時頃まで	風呂掃除	お父さん（水木土日）、長男（月火金）
19時～20時半まで	風呂の準備	お父さん（水木土日）、長男（月火金）
夕方	部屋の換気	長男
夕方	ペットのトイレの掃除	長男（水木土日）、お母さん（月火金）
19時頃まで	ペットの散歩	長男（水木土日）、お母さん（月火金）
散歩の後	ペットの晩ごはんの準備	長男（水木土日）、お母さん（月火金）
18時半頃	晩ごはんの準備	お母さん（水木土日）、お父さん（月火金）
20時半頃	晩ごはんの片づけ	お母さん（水土日）、お父さん（月火木金）
適宜	マイカーとベランダの掃除	お父さん、長男
月ごと	お知らせポスターづくりと掲示	長男、長女、おばあちゃん

・タイムスケジュール

・お母さん

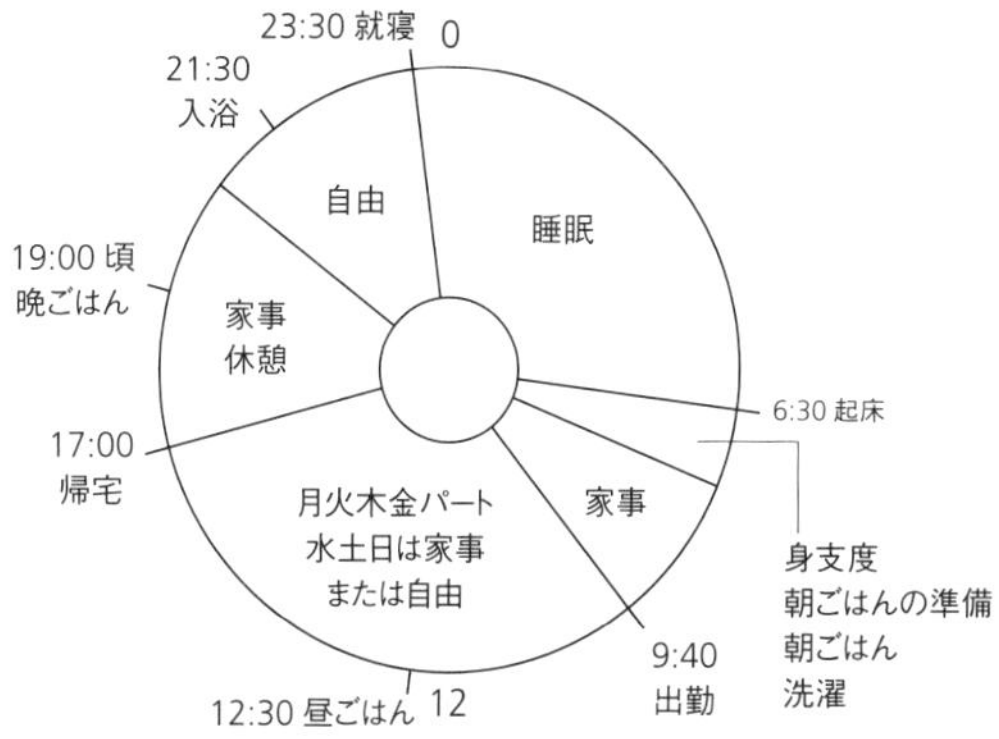

・長男

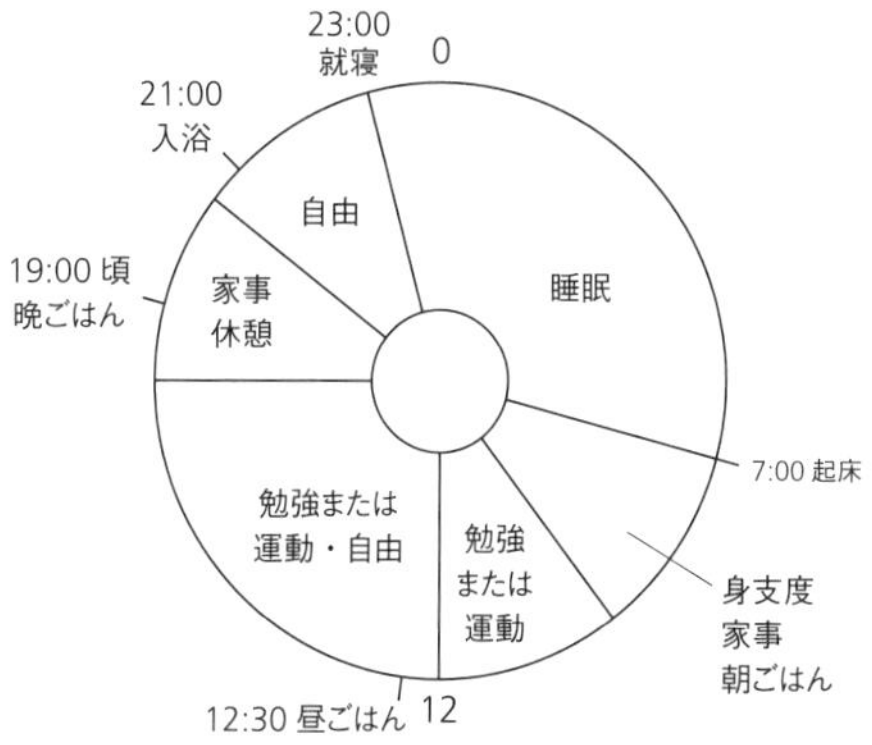

【家族構成】

お母さんは「月火木金」の10時～16時半、近所のスーパーでパート。お父さんは出版社勤務の編集者で当面リモートワーク継続中。おばあちゃんは日常生活で介助は必要ないが、総合病院受診時はマイカーで同行、用足しの送迎希望などあり。長男は中学1年生。長女は小学2年生。ペットはイヌ(スピッツ♂4才)、ネコ(ミックス♀3才)

家族の雑談で話すといいこと

ご紹介した家族会議と家族のルーチンづくりは、安心して生活していただくための案なので、気負わず、自分（我が家）流でやってみてください。はたしてうまくルーチンができるかどうかは、やってみなければわかりませんが、なにもしなければ漫然とした不安を払拭することはできません。こういったことはくじ引きと同じだと思いましょう。当たるかどうかわからないけれど、引かなければ絶対に当たりません。引き続ければ、いつか当たりが出るでしょう。

うまくいかなかったら、むりに続けず、別のやり方に切り替えましょう。家族と「我が家には合わない方法だった」と話し、違う手段を考えて、パンデミックブルー予防の対策を家族の重荷にしないでください。

また、家族会議は「話し合って結論を出す」ことに縛られることもありません。結論を後日に先送りしたり、雑談で終わったりすることがあってもいいではありませんか。急遽始まった自粛生活でなんとなく起きた変化について雑談することも、家族の気持ちや状態を知るチャンスです。

家族みんなが健康的な関心をもち合い、ネガティブな変化も責めず、前向きに話題にしましょう。

大人のストレスを子どもに分かち合ってもらうことも、家族で協力して非常時を乗り越えるときには必要ではないかと思います。

大人もリモートワークや時差出勤などの変化に戸惑いがあること、集中力の維持や時間配分に苦労していることなど、子どもがわかる言葉で気持ちやストレスを話し、改善に取り組む前向きな姿勢を示しましょう。きっと応援してくれますし、自分自身の活動の参考にもしてくれます。

一方、家で過ごす時間が増えたことでよい変化があったら、ささいなことでも話題にのせましょう。

「シーツを洗う回数が増えて寝るとき気持ちがいい」「お昼に温かいものが食べられる」「夕食をみんなそろって食べるのが楽しい」「部屋が片づいている」「安否確認の電話で久しぶりに祖母や従姉妹と話せた」「いつもみんなが居てペットもうれしそう」など、誰かが口火を切ると、他の人の意外な発見を聞くことができるかもしれません。

こうした発言から、家族それぞれがコロナ・ストレスにどのように対処しているかわかることもありますし、互いに暮らしの中でなにに豊かさや喜びを見出すのかがわかって、快適な暮らし方を考えるヒントになるのではないかと思います。

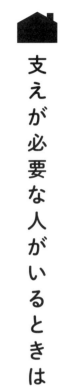

支えが必要な人がいるときは

子どものストレス・サイン＆ケア

コロナ禍ではすべての人にストレス対策が必要だと思いますが、とくに子どもは自分がどのようにストレスを感じているのか自分のことがわからないし、それを上手に表現することもできませんから、どのように見守り、支えたらいいのか、ポイントを紹介しておきましょう。

大人ですら理解が困難な状況にあって、子どもの生活も続けざまに変化を強いられていきます。そのストレスを言葉で表現できないこともストレスになります。ストレスが強いとき、一般的なストレス・サイン（56ページ）とは別に、子ども特有の症状として次のようなことが起こりやすいでしょう。

・落ち着きがなくなり、楽しいはずの活動にも集中できない
・普段よりよくしゃべる
・要求が満たされないと耐えられず、かんしゃくを起こす
・こだわりが強くなる
・同じ行動を繰り返す
・赤ちゃん返り、幼児返りをして甘える
・ひとりでいることを不安がる
・学校などが再開しても行きたがらない
・泣きじゃくることが増える
・周りの人にちょっかいを出すことが増える
・おねしょしてしまう
・夜中におびえて起きる

・自室に引きこもる、ベッドから出ない
・「ウイルスに感染して病気になる」という設定の遊びを繰り返す

こうしたストレス・サインをキャッチしたら、子どもと一緒に先に述べた「自宅を『安全な場所』にするコロナ・ストレス対策」（30ページ）に取り組み、家族が協力して正しい理解やルーチンをえることで安心を促す一方、子どもの思いをよく聞いてやりましょう。

突然、周囲の人と距離をとる必要や物に触れる危険を説かれて、混乱している子どもが多いと思います。「あっちにもこっちにもばい菌がついているんだから触っちゃダメ」などと脅かされているだけだと、息をするのも怖くなってしまうでしょう。いまやるべきことをていねいに教え、パンデミックが必ず終息すること、それまでの間だけ気をつける必要を伝えます。

また甘えたい気持ちにスキンシップで十分に応えてやることは子どもの安心につながり、それは親にとっても癒しになります。

一方、三密防止の意味などは十分に理解できる思春期の子どもの場合、また別の視点でのケアが必要になります。状況や情報を理解することはできても、気持ちや行動が追いつかない場合も多いでしょう。

卒業式や入学式、修学旅行、スポーツの大会など、楽しみだったイベントや節目がなくなり、ショックを受けている子も少なくないと思います。ストレスについて話し合えればよいですが、コミュニケーションがむずかしい年頃でもあります。

そこで、どの世代の子どもにも必要なことですが、とくに思春期の子どもの場合、なるべく普段通りの睡眠・食事・運動を維持し、フィジカル（身体）面の健康が保てるように配慮することで、メンタルヘルスを支えましょう。

先に述べた「役割」や「スケジュール」に対して、子どもの意欲を促す工夫を思いつく限りやってみましょう。

大人の「役割」にも〝助っ人〟として巻き込み、クリエイティブな過ごし方を提示するのもいいですね。ヒマをもて余してしまうと、ゲームやＳＮＳ以外にすることが見出せず、生活のリズムが乱れ、フィジカル面の健康に悪影響を及ぼすばかりでなく、ゲーム依存症といった障害のリスクも生じてしまうことがあります。

ゲーム依存症は２０１９年５月に世界保健機関（ＷＨＯ）が「治療が必要な国際疾病」として正式に認めた障害です。この依存は幼少期や青少年期においてはとくに進行が早いとされています。一般的にはゲーム依存によって生活に支障をきたす状態が12カ月以上続いている場合をゲーム依存症というのですが、思春期以前の子どもの場合、それより短期間で依存症になってしまう危険があり、注意が必要なのです。

なお、セルフケアやサポートを行っても症状が続く場合や、他の症状も見られるようになった場合の対処法は「サインを見つけたときの対処法」（58ページ）で紹介します。

お年寄りのストレス・サイン&ケア

新型コロナ感染症では高齢者の重症化リスクが高いと繰り返し報道されているることもあり、お年寄りのパンデミックブルーにはとくに注意が必要です。同居していない場合や、普段あまり交流がないケースも、当面は様子を確認し、必要に応じて支援しましょう。

年齢も高い、持病もあるとなると、ニュースを見る度にストレスを強く感じてきたかもしれません。

そもそもニュースに「パンデミック」「PCR」「ソーシャル・ディスタンス」といった〝わかるような、わからないような、新しい言葉〟が頻繁に出てくることや、日常的にマスクをつけなければならないこと、スーパーのレジにビニールの仕切りがつき、お金の手渡しを拒まれるなど、ささいな変化が次々起きたことも高齢の人には大きなストレスになっている可能性があります。

持病のための病院の定期受診については「行くのも不安」「行かないのも不安」。オンライン診療もこの機に広がっていますが（新型コロナ感染症拡大防止策の一環で時限的・特例的に遠隔診療が行われている場合もある）、お年寄りが自分で決めるのは不安でしょう。

また、オンライン等で他者とつながる環境が乏しければ、しばらく親しい人との交流が途絶えてしまっていて、大切な冠婚葬祭に不義理をする苦悩などもあるでしょうか。

いまとる行動について判断しなければならない場合に、不要な情報と距離をとり、納得した選択ができるように、誰かが情報の取捨選択をして、適切な情報を伝える必要があります。そのうえで本人がどうしたいか聞き、それならこういう選択肢があると具体的に提示すると、選びやすくなるでしょう。

お年寄りのストレスが強いとき、一般的なストレス・サイン（58ページ）とは別に、特有の症状として次のようなことが起こりやすいと考えられます。

・呼びかけなどに対する反応が乏しい
・自分の部屋から出てこない
・電話に出ない
・もの忘れが激しい

中には「急に認知症になってしまったのでは？」と思うような症状が見られることがあるかもしれません。しかし必ずしもそうとは限らないので、まずストレス・コーピングを試みることが大切です。

なぜなら高齢で（加齢による自然な変化として）脳の機能低下が起こっている人に過度なストレスや睡眠不足、持病の治療のための服薬などいくつかの因子が重なると「せん妄」という状態を起こすことがあるからです。

せん妄は意識障害の一種で急に場所や時間がわからなくなったり、おかしなことを話し出したり、攻撃的になるなどして、認知症に間違われることが多い症状です。

ただし日本人に最も多いアルツハイマー型認知症など、一般的な認知症の症状はゆっくり進行し、不可逆的（治療しても元に戻らない）であるのに対し、せん妄は突然起こり、一過性（数時間から、多くは数日間まで）で、因子の改善によって回復します（可逆的）。

そこでせん妄の可能性があれば「自宅を『安全な場所』にするコロナ・ストレス対策」（30ページ）や「睡眠改善のためのケア」（69ページ）などのストレス・コーピングが重要だというわけです。

さらにお年寄りのサポートでは「フレイル予防」の視点が欠かせません。フレイルとは日本語で「お年寄りの虚弱」に当たり、加齢のために健康を維持する恒常性維持機能が低下し、抵抗力や体力が弱くなることを指します。体調を崩しやすく、不調の連鎖が生じやすい状態といえますが、プレフレイル、フレイルの段階で生活上の工夫や治療、適切な介護を受けることにより改善可能（可逆的）だと考えられています。

この「生活上の工夫」というのがまさにストレス・コーピングです。「自宅を『安全な場所』にするコロナ・ストレス対策」の一環で「役割」をもってもらうことなどは「身体的フレイル」だけでなく、「社会的フレイル」（社会との関わりの減弱）や、「認知的フレイル」（認知機能低下）、「精神的フレイル」（意欲低下）の予防・改善につながるでしょう。

そして、高齢者だけとは限りませんが、ストレスの強い時期につけ入ろうとするモノ、コトにだまされたりしないよう見守る必要もあり（105ページ）、家族間でなんでも話しやすいムードをつくっておくことが予防法になります。和やかな家族会議の習慣や定期的な情報伝達などは、その意味でも大切ではないでしょうか。

なお、症状が長引き、他の症状も合併した場合は「サインを見つけたときの対処法」（58ページ）を参照してください。

Chapter
2

パンデミックブルー
を遠ざける
基本のケア

ストレス・サインと対処の基本

みんなに現れやすいストレス・サイン

この章ではストレスについて基本的な理解を深め、強いストレスがかかったときにまずチェックしたいポイントやケア法を紹介します。

ところで、みなさんはストレスに対して、どのようなイメージをもっているでしょうか？　たいてい悪いイメージしかもたれていないのではないですか？　でも、必ずしも悪いものではありません。

一般的に多くの人が〝ストレス〟と呼んでいるのは精神医学的には「心理社

会的ストレッサーにより生じた心や体のバランスのゆがみ」で、人間関係や仕事上の問題、家庭の問題に適応しようとする心身の反応です。

そのため非常時ではなくても、ストレスは私たちにとても身近です。ストレスによって社会を学び、成長し、自分らしさを養っていくともいえるので、人生に欠かせないものだと考えることもできますね。つまり、ストレスは度を越すことがなく、日々のストレス・コーピングで対処可能であれば、問題はないのです。

ただし、コロナ・ストレスは得体が知れず、いのちを脅かすので別格で、先に述べたようにコロナ・ストレスの影響で起こるパンデミックブルーは多様です。しかし心と体の不調や、行動の変化として現れる代表的な症状（ストレス・サイン）は、一般的なストレスによる症状と変わりません。

先に子どもとお年寄り特有のストレス・サインを紹介しましたが、子どもやお年寄りも含め、コロナ・ストレスによってみんなに現れやすい症状を表1に

表1 **ストレスが強いとき起こりやすい症状**

行動の変化	不安感、緊張感、抑うつ感、おっくう感、イライラ感・怒りっぽくなる、意欲や集中力の低下など
行動の変化	眠れない・何度も目が覚める、起きられなくなる、食欲不振、顔色が悪くなる、首や肩のこり、だるさ・疲れやすさ、動悸、息切れ、下痢・便秘、吐き気、頭痛、めまい、性欲減退、高血圧、胃・十二指腸潰瘍、糖尿病など
行動の変化	欠勤や遅刻・早退が増える、食事の量が増えるまたは減る、口数が減る、酒量やたばこ・ギャンブルが増える、その人らしくない言動が増える、作業効率の低下、作業上のミスや事故が増えるなど

まとめます。

サインを見つけたときの対処法

こうしたサインを見つけたら、まず本人に症状に対する自覚があるか、なにがつらいのかを聞いてみますが、そのときは答えやすい質問で尋ねるようにしましょう。

昨日の夜は何時間眠った？
朝ごはんはなにを食べた？

こうした問いに答えがなかったり、答えがあっても会話が続かなかったり、いつものその人らしくない反応だったら、「睡眠改善のためのケア」（69ページ）や運動などをサポートしながら様子を見ましょう。睡眠のケアや運動をすすめても、本人にやる気がない場合、むり強いはしないで、本人がラクに休めるように配慮をしてください。

そして2週間以上、症状が続いたときはかかりつけ医か、心療内科や精神科、精神神経科といった専門科を受診しましょう（かかりつけ医は必要があれば専門科を紹介してくれる）。オンライン診療が可能な医療機関をインターネットなどで探すこともできます（感染症拡大防止策として時限的・特例的な遠隔診療も）。最寄りの精神保健福祉センター（各都道府県・政令指定都市ごとに1カ所以上ある）に電話や面接で相談することも可能です。

本人には過剰なストレスに対する自覚はないことも多いので、生活上の「普段との違い」「その人らしくない様子」は身近な人が気づいてあげるしかありません。受診や相談の際は、最近の生活の様子を主治医に伝えてください。

身体的な症状以外は診察室ではわからないし、検査をしても結果に出ないので、正しい診断のために情報提供が必要です。あらかじめ箇条書きでメモをつくっておくと、短い診察時間を有効に使えます。睡眠・食事・言動の変化などをメモしておきましょう。

また、独特なストレス対処といえるものに「防衛機制《ぼうえいきせい》」という考え方やそれに基づく行動があるので、ここで簡単に紹介しておきましょう。

防衛機制とはパンデミックの渦中においてなんの根拠もなく「自分は絶対に新型コロナにはかからない」と思い込んでいるような場合です。潜在的に危険な状況に見舞われたとき、その人は無意識に不安をやわらげるためそのような否認を身につけているのです。

説得しようとしても「自分はインフルエンザにもがんにもなったことがないので大丈夫だ」など非論理的な理由で受けつけません。ストレスが強いときには、誰もが理論的・合理的に物事を考えにくくはなるのですが、そういうことともまた違うのです。自分では非論理的とは思っていないので、説得は困難でしょう（対応する人のストレスになってしまう）。

関係が薄い人の場合は否定せず、ただ話を聞いておけばいいですが、上司や家族にそのようなタイプがいて感染症対策を軽んじるようだと、周囲は困ってしまいますね。

そのようなときは自分で説得しようとせず、適任者を探しましょう。否認を身につけている人にも誰かひとりくらい「この人のいうことだけはきく」という人がいるものなのです。その人に、病気になる、ならないは別として、感染症対策は必要なことを伝えてもらい、みんなに健康被害が及ばないようにしましょう。

なお、コロナ・ストレスが高じて自殺が増えるといった報道も目にしますが、いろいろな立場でパンデミックと闘っている人がたくさんいるいま、そのようなことを安易にいうのは乱暴だと感じます。

私は「人は危機に対してよい意味でのしぶとさをもっている」と考えています。さまざまな体《てい》でパンデミックブルーが現れても、ストレスに現実的な対処をしてまず3カ月、次いで1年、無事に生き延びる！　という前向きなムードをみんなで保つ努力をするのがいまは大切でしょう。

身近な人のいのちの危険を察したら迷わず医療や精神保健の専門家につなげる判断・行動がみんなのいのちを守ります。

ストレス・コーピングのベーシック

「Rest」のチェック

ストレスの影響を最低限に防ぐために最も大切なのは「体内時計を乱さないこと」で、それは睡眠と覚醒のリズムを保つことで維持できます。

ストレス・コーピングの鉄則に「3つのRの実践」というものがあります。3つのRとは「Rest（レスト・休む）」「Relaxation（リラクゼーション）」「Recreation（リクリエーション）」で、ストレス対応の司令塔となる脳にとって最たる「Rest」が睡眠になります。

つまり毎日の「睡眠」がよければ、ストレスに強い状態といえるのです。

しかし睡眠はそもそもストレスの影響を受けて悪化しやすく、その結果として体内時計のリズムが乱れると、ストレスの影響が増悪します。

ですからなにより優先して「良質なRest＝十分な睡眠」の確保をしたいところなのですが、パンデミックが起こる前から睡眠に問題があった人も多いでしょうから、これはそう簡単ではない場合もあります。

国の調査では睡眠で休養が十分にとれていない人の割合が成人の約2割にのぼり、とくに40代は眠りに不満をもつ人が3割を超えていて、睡眠時間が6時間未満の人が約半数もいました（2017年国民健康・栄養調査結果、厚生労働省）。

少子高齢社会の成人の2割ですから、現代の国民病的な問題。このような状態にあった人がコロナ・ストレスを受け、睡眠の問題がより深刻化している可能性もあるので、家族みんなの「十分な睡眠の確保」に意識的になり、問題があれば具体的な手を打たなくてはなりません。

表2 年代別の必要な睡眠時間

年代	睡眠時間
10歳代前半まで	8時間以上
25～45歳	約7時間
45～65歳	約6時間半
65歳以上	約6時間

＊夜間に実際に眠ることのできる時間は加齢によって減っていき、健康で病気のない人では20年ごとに30分程度短くなるとされている。

ところで、一体どれくらい眠れていたら十分なのでしょうか。それがわからないと問題があるかどうか判断できないですね。結論を先にいうと、成人は6時間以上8時間未満の睡眠をとっている人が最も健康だということがわかっています。詳しくは年代によって違うので、家族それぞれに必要な時間を表2でチェックしてください。

必要な睡眠時間の見方は「夜間（一晩）の連続して眠る時間」です。昼寝や寝だめは含みません（そもそも睡眠はためられないので「寝だめ」はできない）。

個人差もありますが、基本的にこれより短くても、長過ぎても健康を害す可能性があります。そして睡眠時間は日の長い季節では短く、日の短い季節には長くなる傾向もあります。

失敗しない睡眠ケア

「良質なRest＝睡眠」の確保はそう簡単ではないと書きましたが、睡眠と覚醒のメカニズム自体はシンプルなので、一般的には自然に従い、逆らわなければ必要な眠りをとるのはむずかしいことではありません。

たとえば自分で特別なことをしなくても、体内時計の管理により眠りや覚醒を促す物質が体の中で適時分泌され、はたらいてくれます。

睡眠の問題が生じるのは、なにかメカニズムを狂わすようなことを私たち自身がしてしまうからです。つまりそれをやめる（正す）ことが失敗しない睡眠ケアになります。

どういうことか以下で紹介しますが、読むととても当たり前で、目新しいことはないかもしれません。しかし、だからこそ正すのがむずかしく、「良質なRest＝十分な睡眠」の確保には自覚や周囲のサポートが必要になり、そう簡単

好評既刊

抽象の力

岡﨑乾二郎 著　3800円+税

名著『ルネサンス 経験の条件』から17年——。近代芸術はいかに展開したか。その根幹から把握する、美術史的傑作。第69回芸術選奨文部科学大臣賞（評論部門）受賞。

「反緊縮！」宣言

松尾匡 編　1700円+税

人々にもっとカネをよこせ！ そうこれは新たなニューディールの宣言だ。日本の経済・社会を破壊した「緊縮」財政主義を超えて、いまこそ未来への希望を語ろう。

今すぐソーシャルメディアのアカウントを削除すべき10の理由

ジャロン・ラニアー 著　大沢章子 訳　1800円+税

蔓延するフェイクニュース、泥沼化するネット依存を断ち切るため、ついに決断を下すべきときが来た！ 著名コンピュータ科学者が指し示すソーシャルメディアの闇と未来。

で、オリンピックやめませんか？

天野恵一／鵜飼哲 編　1600円+税

「国家的イベント」に、問題はないのか？ 18の理由をあげて、大反対。ダメなものに、きちんと声をあげる、真摯な提言集。

日米同盟のコスト
自主防衛と自律の追求

武田康裕 著　2500円+税

米軍の抑止力の一部を「自己負担」するといくらかかるのか？〈同盟〉と〈自主・自律〉の問題を数字の観点から考える一冊！

天使はブルースを歌う
横浜アウトサイド・ストーリー

山崎洋子 著　1800円+税

横浜には、訪れる人も少ない外国人墓地があり、戦後、八百体とも九百体ともいわれる嬰児が人知れず埋葬されたという。一体何があったのか。

女たちのアンダーグラウンド
戦後横浜の光と闇

山崎洋子 著　1800円+税

戦後、日本人女性と米兵の間に生まれた子どもたち、経済成長の陰で地を這うように生きた「女たち」はその後どんな運命をたどったのか。

最後の手紙

アントニエッタ・パストーレ 著　関口英子／横山千里 訳　1900円+税

別れた夫の思い出のみを胸に戦後を生きた女性。その遺品の手紙が語り出す、悲しい真実とは。村上春樹作品の翻訳者が綴った感涙のノンフィクション・ノベル。

江戸文化いろはにほへと
粋と芸と食と俗を知る愉しみ

駒形どぜう 六代目 越後屋助七 著　1600円+税

江戸の香りを今に伝える浅草の老舗どじょう屋が30年余にわたって開催してきた講演サロン「江戸文化道場」。200回を超えるその中から選りすぐりの江戸噺をまとめた入門書！

東京凸凹散歩

大竹昭子 著

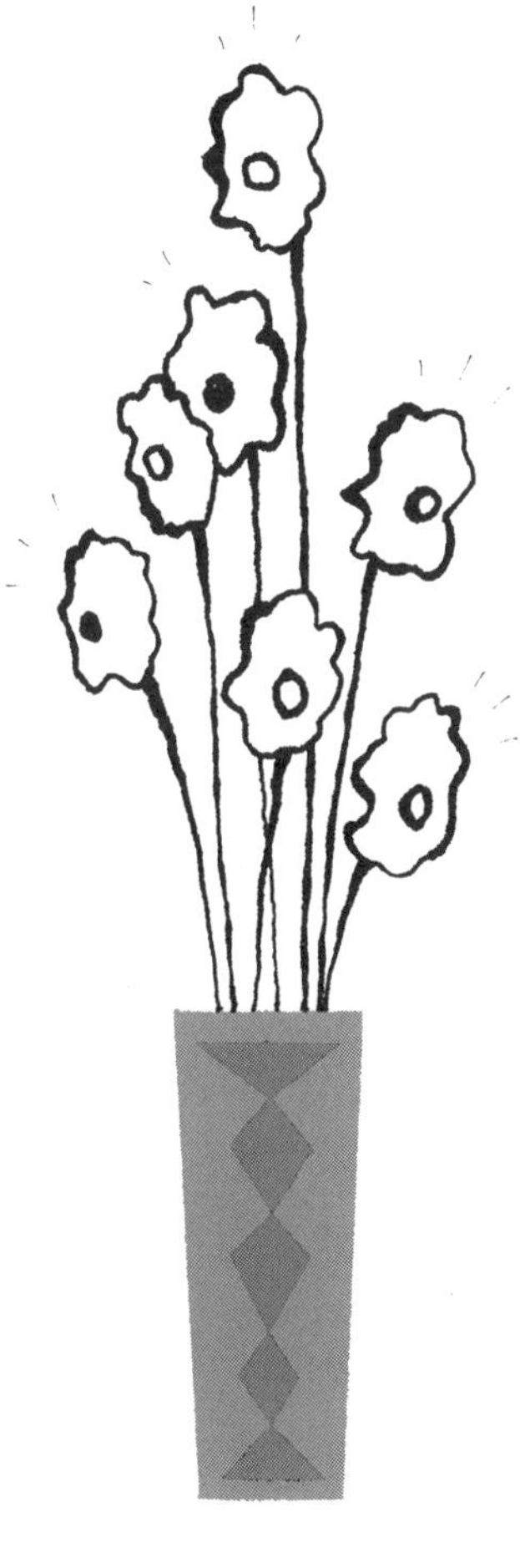

ではないのです。

とはいえ、当分は非常時です。パンデミックが起き、予断を許さない状況で、健康の資産的価値が大変高い状況といえるでしょう。

睡眠不足はうつ病や不安障害、認知機能低下の危険因子と考えられているだけでなく、高血圧や動脈硬化、肥満、そして糖尿病などの生活習慣病の発症リスクを高めることがわかっています。

睡眠が心身の健康を大きく左右することはたくさんの研究が証明済みなので、せめてパンデミックのストレスが続く間、「良質なRest＝十分な睡眠を最優先に考え、健康の土台を守る」と考えてみませんか。

これが国民規模で実現したらコロナ終息後は以前より健康な国になって、社会的にさまざまなよい変化が起こるかもしれません。それほど睡眠の改善は大切なことです。

睡眠研究に基づく王道の睡眠ケアを紹介しますので、ぜひできることから実行してよりよい眠りをとり、体内時計のリズムを保って健康を守りましょう。

なお現在、睡眠時間が十分に確保できないエッセンシャルワーカーの睡眠ケアについては別に本項の最後にまとめます。

睡眠改善のためのケア

●同じ時間に起きて、太陽の光を浴びる

起きる時間を一定にすることが、失敗しない睡眠ケアの要です。たとえ就寝時間が遅くなった翌朝も、変えないで離床しましょう。

朝陽を浴びると体内時計が調整され、リセットされます。起床後2時間以内にカーテンや窓を開けるか、少しの時間でも屋外に出て自然光を浴びましょう。曇りの日も屋外は室内の5倍以上の明るさがあって、体内時計

の調整に有効です。

•ひとり以上の人か、いきものに「おはよう」をいう

挨拶や会話が、脳と体をすっきり目覚めさせてくれます。ビデオ通話などもOKですから、挨拶してちょっとおしゃべりを。お互いの生活リズムの調整に役立ちます。

•3度の食事の時間をおおむね変えない

夜間の寝つき&眠りをよくするには、日中の活動で一定のリズムを保つことが重要です。食事をとり、胃腸を動かし、排泄する時間が一定になると、リズムの骨組みができます。

・日中は明るい環境で過ごす

私たちの睡眠と覚醒のリズムは光の影響を大きく受けます。昼間は明るく、夕方以降、自然界が暗くなるのに従って、間接照明なども利用して、空間を暗くしていくと、自然な眠気が出てきます。

夕方から夜にかけて明るさのお手本は「ホテルのラウンジバー」。人肌や表情がキレイに、穏やかに見える照明でもありますよ。

・仕事や家事、作業のオンオフをはっきりし、だらだらやらない

自粛生活のリモートワークではとくにこれが大切。ちょっと中断して別のことをして戻るような働き方は体内時計のリズムを乱す原因になり、睡眠に影響します。

スケジュールを決めてめりはりをつけましょう。

●昼寝は早めに、30分以内で

普段から昼寝の習慣のある幼児を除き、昼間の眠気は体を動かすなどしてなるべくまぎらわし、昼寝は避けたいところ。しかし夜間に必要な睡眠時間を確保できず、強い眠気で仕事や作業に支障をきたす場合、午後の早い時刻に30分以内の短い昼寝をしてリフレッシュを。

●適度なストレッチや運動をする

日中の活動量が十分であることが、夜の眠りの質をよくしてくれます。自粛生活では普段通りの活動量を保つことはむずかしくなりますが、エクササイズ動画を利用するなど工夫して、家庭内でもなるべく活動量を保つ努力を続けましょう。運動の大切さについて詳しくは次項を参照してください。

●入浴は就寝2時間前に

体の深部の温度が低下していく過程で眠気が強くなっていきます。寝ようと思う時間の2時間前に39～40℃程度のぬるめの湯に入るとリラックスでき、入浴後に体の放熱が活発になって、寝ついてから約90分前後に深い睡眠がえられ、熟睡感がアップします。

就寝直前に42℃以上の高温浴をしてしまうと、体温が上がり過ぎ、目を覚ましてしまうことがあるので注意しましょう。

●カフェインは就寝3、4時間前まで

夕方以降、覚醒作用のあるカフェインをとるのは控え、寝ようと思う時間の3、4時間前までにしておきましょう。

カフェインというとお茶やコーヒー、チョコレートなどを思い浮かべる

ことが多いかもしれませんが、ビタミン剤やエナジードリンクなど疲れたときに手にとりやすいドリンクに多く含まれていることがあるので、成分を確かめ、飲むタイミングに気をつけてください。

●眠気が出てから寝室（寝床）に入る

長く寝ようと早めに布団に入っても眠気がないうちは寝つけず、かえって睡眠の質を落とすことになりがちです。自分に適した睡眠時間が6時間の場合、22時に寝ると4時にめざめ、起床が早過ぎて眠りに満足感がもてない場合も。0時に寝れば「朝6時までぐっすり眠れた」と思えます。

寝るのは眠気が出てから。自分の睡眠時間を考慮して、一定の時間に起床し、一定の時間に就寝するリズムをつくると、ちょうどいいタイミングで眠気をもよおすようになります。寝床の中で寝つけないときには、一旦、寝床から離れて眠気を待ちましょう。

●就寝1、2時間前からブルーライトを遠ざける

ブルーライトとは人が目で見ることのできる光の中で最も波長が短く、強いエネルギーをもつ光で、PCやスマホなどのLEDディスプレイやLED照明に多く含まれています。この光を見ていると眠りを促すホルモン分泌に影響があり、脳が覚醒します。寝ようと思う時間の1、2時間前からPC、スマホの利用、テレビの視聴を控えるのがベターです。

とはいえ現代生活ではこれは難題かもしれません。眠りに問題を感じているときは、せめて寝室（寝床）に持ち込むのをやめましょう。せっかくの眠気が遠ざかってしまいます。

●問題が2週間以上続いたら受診

生活に影響するほどの睡眠の問題が2週間以上続いたらかかりつけ医

か、心療内科や精神科、睡眠クリニックを受診するか精神保健福祉センターに相談しましょう。

エッセンシャルワーカーの睡眠ケア

コロナ禍では普段以上に多忙となり、仕事のために夜間に睡眠をとる時間を十分に確保できない人もいます。そのような人は昼夜の区別なく、眠れるときにできるだけ長く眠りましょう。

先が見えないパンデミック時には、ストレスがエッセンシャルワーカーの覚醒度を一時的に高めることがあります。みなさん使命感を源に動いていて、ストレスをあまり自覚していないかもしれませんが、それでむりを重ねてはいけません。

人手も限られ、休みづらい状況下でもあると思いますが、仲間とみなが交代

時間があまり長いと脳にとっては負担なのです。

そして脳は人間の全身のあらゆる機能をコントロールしていて、脳の各部ははたらきを分担しているので、どこか一部だけを使い続けている状態も脳全体としてはストレスになります。

はたらき過ぎの部分も、待機しているだけの部分も「もっとバランスよく使ってよ〜」と（言葉をしゃべるなら）いうでしょう。

健やかな脳はいつでも隅々まではたらかせるスタンバイをしていますが、人が偏った行為しかしなければ、脳にはストレスがかかってしまうので、ストレス・コーピングという行為によって脳をバランスよくはたらかせ、活性しようというのがストレス・コーピングのひとつの原理です。


そこで、脳を隅々まではたらかせるという意味で、手っ取り早く、効率的な手段のひとつが「運動」なのです。

ジョギングを例に解説すると、これから走ろうと思うと天候に合わせて身支度を考えたり、コースを選んだりするでしょう。そして手足を動かしてランニングウエアを着て、ランニングシューズを履きます。

走り出すと、路面の状態や信号、通行人、散歩中の犬など予期せぬ変化に注意をはらって、安全に気をつけます。

無意識のうちに呼吸や血圧に変動があり、発汗もしてきますね。しばらくすると飽きてきたり、ちょっと苦しくなってきて、走るのをやめたい気持ちが出てくる。「いや、もうちょっとがんばろう」などとモチベーションを保とうとする。ときにはランナーズハイと呼ばれる独特な心理状態になることもあるかもしれません。

こうしたことはどれも「脳」と「体（脳のコントロール下にあるすべての器官）」の相関で起こり、運動は脳の隅々まで刺激を与える機会となって、脳が活性し、ストレスが軽減されます。

運動後には脳がよくはたらいた体に栄養と休養をとるよう指令を出し、自然な食欲がわき、ぐっすり眠れるなど、体にいい反応が出ることになるので、適度な運動は広い意味で「Rest」を充実させる大切な要素になるともいえますね。

自粛生活からリモートワークが増えた人など、脳に対していい刺激の少ない環境でパソコンの前に座りっぱなしといった状態になると、脳の一部ばかり使いすぎになってしまいます。

脳に刺激を与えるような運動をして、活性化しましょう。運動が苦手な人、きらいな人も、通勤がなくなり、体を動かす機会が減った分を意識的に動かさなければ、仕事の能率もあげられないのです。

運動はどんなものでもかまいません。簡単なストレッチ、ウォーキング、ジョギング、水泳、テニス……ご自身が楽しいと思うものを見つけてください。

Chapter 3

普段も役立つ ストレス・コーピング術

つかの間、夢中になる時間でストレスを軽くする

気晴らしにもコツがある

この章では主に、先に述べたストレス対処の「3つのR」の「Relaxation」「Recreation」についてご紹介します。

「Relaxation」「Recreation」を充実させるのに決まりはありません。しかしコツはあります。コツをつかんで、楽しく続けていきましょう。

ストレスが強いいまは気が晴れることをちょくちょくやって、自分にやさしくし、自分を楽しませることが大切です。

頑張らないで、楽しいことをすることで、穏やかになりましょう。

毎日、なにかちょっとやる

パンデミックなど起きていなくても、まったくストレスがない日などありえません。先にも述べた通り、ストレスは悪いものばかりではなく身近なもので、毎日、出会っているものなのです。

これにうまく対処するには、ちょっと離れる時間をもつのが効果的です。それも「平日はストレスにどっぷりつかり、休日に解消する」などと思わず、「日々のストレスに、日々対処する」と考えて、毎日ストレスから離れる時間をもつのがコツです。

それは5分、10分程度の短い時間でもOK。なにか一瞬夢中になって、ストレスを忘れる時間をもてば、ストレス・コーピングになります。

楽器の演奏でも、料理でも、手芸、DIY、パズル、カメラや釣り道具、自転車の手入れなどでも、暮らしの中で、すき間時間に「脳で作戦を考え、手を

表3　日々のストレス対処術の4つのポイント

ちょっとしたすき間時間にできる
一瞬夢中になって没頭でき、楽しい
準備や片づけが簡単で、お金がかからない
いいかげんに途中でやめたり、後日に持ち越したりできる

動かしてできること」が脳を喜ばせ、ストレスを軽減します。

単身の人など、食事はコンビニで買ったお弁当で済ませたほうがラクだと思うかもしれませんが、何か1品だけ簡単な料理をして加えると、ストレス・コーピングになり、おかずも増えるということです。

料理なら「今日の卵料理」や「今日のキャベツ料理」という具合に、自分なりのテーマを設け、シリーズで続けるような〝遊び感覚〟を加えてやると、より楽しめます。上の4つのポイントに合うなにかを毎日やりましょう。

読書や映画鑑賞などは手を動かしませんが、作品に引き込まれて夢中になれるようならストレス・コーピングになります。ただし夢中になり過ぎて、夜を徹してシリーズ全巻読破……などとなると、ストレスを増してしまうので、

ほどほどに切り上げましょう

飽きるのが当たり前

ストレス対処術はどんなに好きなことでも何度か続けてやると飽きます。ですから毎日ストレス・コーピングを続けるには自分のメニューをいくつかもっていることが継続のコツです。

あまり計画もせず（わくわく楽しみになるなら予定するのはOK）、そのときの気が向くままに「卵料理をつくろう」「ぬり絵でもやろうか」という感じでひとときを過ごしましょう。

なにも思い当たらなかったら

そういわれても、なにもいまさら夢中になどなれないという人もいるかもしれません。

そういう人は昔とった杵柄を思い出してみましょう。いっときでも、なにか夢中になったことはありませんでしたか？　以前やろうと思って、やりかけてやめたことなどありませんか？　たとえば自粛生活で部屋の片づけをすると、読みかけの小説や、数カ月だけ夢中になったブルースハープなど、なにか出てきませんか？

再び飽きて投げ出すのもＯＫと気楽に考え、なにか見つけ出してやってみましょう。

リラックスのヒント

日々5分、10分でもなにかストレス・コーピングを続けていると「3つのR」の「Relaxation」と「Recreation」は十分です。ただ、たまにはそれもさぼりたい日がありますし、逆に「今日はもっと癒しが必要」とか「いますぐ、瞬間

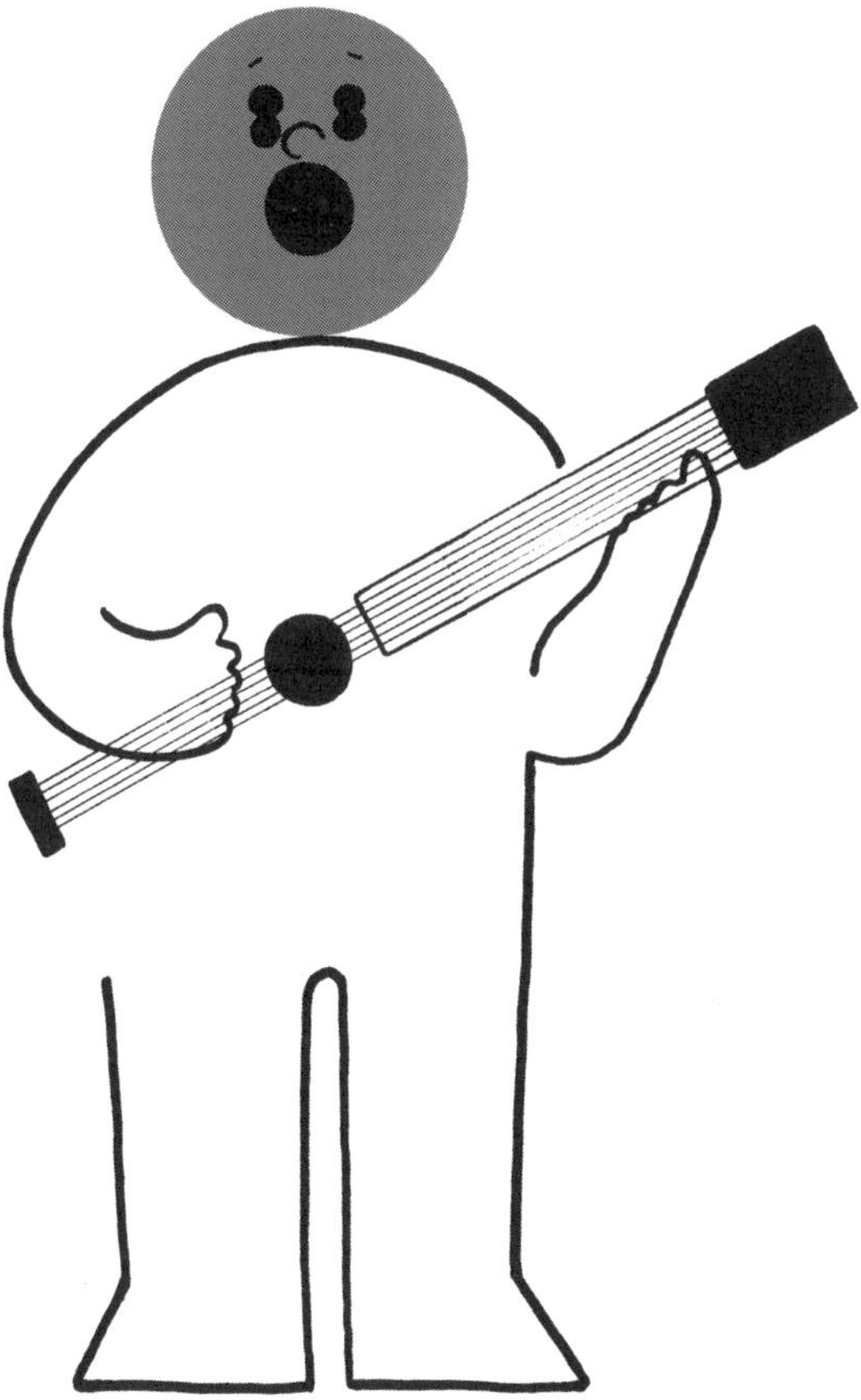

的に癒されたい」というタイミングもあると思うので、手軽な「Relaxation」と「Recreation」のヒントを紹介します。

リラックスのヒントは言葉通り、気持ちをリラックスさせたいときに役立ちます。リクリエーションは「Re-Creation」つまり脳の〝つくり直し〟の意で、脳を活性化し、ゆがんだはたらきを正し、円滑なはたらきを取り戻したいときに役立ててください。

まずはリラックスのヒントから。

お手軽リラックス術

●空気を変える

感染症予防としても奨励されている「換気」が手っ取り早く、しかも無料でできるリラックス手段です。生活環境の臭いは、不快と感じない程度でも脳にはストレスになることがあるので、定期的な換気がストレス予防になり、リラックスを促します。

私が以前、行った実験ではカビ臭やタバコ臭によって、脳がリラックス状態のときに出る脳波（α波）がみるみる減少することが確認されました。

カビ臭やタバコ臭はなくても、家庭の中には体臭のほか、生ゴミや洗濯前の汚れ物、常温で置いている食料品、建材、靴などの臭いが混ざって存在するので、リラックスしたいときはまず部屋の空気をリフレッシュしましょう。

●アロマを利用

臭いを香りでごまかすのはNGなのですが、一旦空気をリフレッシュした後、脳がリラックスする香り（アロマ）を利用すると、さらにリラックスすることができます。

実験でα波を多く出現させたアロマは「ラベンダー」。コーヒーは銘柄によって香りの作用が異なり、α波を多く出現させたのは「ブルーマウンテン」と「グアテマラ」「モカマタリ」でした。

ちなみに、その時点の脳の情報処理速度などがわかる脳波（P300）の様子から脳の活性を促すアロマは「レモン」とわかりました。コーヒーは「ブラジルサントス」「マンデリン」です。

●心理的な居場所でくつろぐ

「心理的な居場所」とは、自宅や職場と違う、どこか、心が安らぐ自分だけの場所のことです。これはあらかじめ見つけておかなければ「いますぐリラックスしたい」ときに使えませんので、備えとして自分の場合はどこか、ちょっと考えておき、そんな気分のときにひと息つきに訪れましょう。

近所の公園でも、見晴らしのいいビルの屋上でも、行きつけのショットバーのカウンターでも、どこでもOK。なにをするでもなく、つかの間、ひとりの時間を楽しんでください。

リクリエーションのヒント

続いて、脳の「Re-Creation」の意で、脳を活性化するヒントです。

紹介するのは、脳が活発にはたらいているとき脳内に現れるP300という脳波が広範囲に出る遊びと、脳が情報処理を行うときに機能するワーキングメモリーというシステムを養い、保つトレーニング（遊び）です。

ただし、そんな理屈は忘れて、やってみれば単純に楽しく、意外とはまります。そして、いいかげんに中断しても悔いが残らない手軽なものですから、日々のストレス・コーピングのメニューに加えるのもいいですね。

脳波P300が広範囲に出る遊び

●いいかげん川柳

ふと目にした景色でも、新聞の写真でも、記憶のひとコマでも、なにか心ひかれるシーンを題材にして川柳を読みましょう。右脳の感情表現力だけでなく、17文字の言葉にまとめる左脳のはたらきも必要な遊びです。字余りはあまり気にはせず、いいかげんにひねるのが脳の「Re-Creation」になります。

例：体重計 乗るのが怖い 自粛生活（字余り）

・ぬり絵

脳の広範囲が活発にはたらく作業がぬり絵です。名画や映画の名シーン、曼荼羅などテーマ別に下絵を集めた画集が多数販売されていますし、インターネットで「ぬり絵 無料」で探しても下絵が見つかります。色えんぴつがあればすぐでき、飽きたら「続きは明日！」と手を止めやすい遊びです。

●なぞり字

好きな百人一首のうたや詩人の作品、小説の一節、般若心経など、きれいな書体&薄墨でプリントアウトして、サインペンや筆ペンでなぞります。文字を声に出して読みながらなぞると、脳の広い範囲を高レベルではたらかせることになり、脳の「Re-Creation」になります。これもぬり絵と同様に準備が簡単で、中断もしやすい楽しみです。

ワーキングメモリーのトレーニング

●マジック7

このトレーニングは、脳がそのとき必要な情報だけを想起する力と、不要になった情報を消去する訓練で、俗に〝やわらかあたま〟といわれるような脳を養います。生活する中でなにかをしようと思ったときにするくせをつけるのもいいかもしれません（時間に余裕があるとき）。

しようと思ったことをなすためになにが必要か「7つのアイテム」を思い浮かべ、口に出していうのです。

たとえばグラタンをつくろうと思ったら、まず材料を7ついいます。

マカロニ、タマネギ、エビ、マッシュルーム、牛乳、小麦粉、チーズ

ぱっと思い浮かぶでしょうか？　次に調味料や、調理に必要な道具をそれぞれ7つ。7つも浮かばないときも、なにか隠し味として加えるといい調味料はないかイメージしましょう。

カレー粉を加えて、カレー風味？　エビではなくチキンもおいしそう？　牛乳の代わりに豆乳、小麦粉の代わりに米粉を使ったらヘルシー？　そん

な工夫や想像を加えながら、好きなだけ連想を続けます。

料理でなくても、散歩の途中、犬を見かけたら犬種を7つ。花を見たら、季節ごとの花を7種ずつ。そのように楽しんでください。

で休養をとり、ストレスに対処できるように配慮しましょう。とくに睡眠をできるだけ確保するよう、くれぐれも留意してください。

脳の活性に欠かせない運動

睡眠に次ぐベーシックなストレス・コーピングとして「運動」をあげます。運動が体にいいことはよく知られていますが、脳（心）への効果は、〝ストレス発散〟程度に思われているかもしれません。しかし、運動は単なる発散ではありません。それを理解していただくためにまず脳の特徴をご紹介しましょう。

私たちの脳のいちばんの休養は先にも述べた通り睡眠で、起きている時間は体と違って安静にしていても休めません。覚醒している間はむしろ適度な刺激があるほうが脳は健やかでいられます。興味のないテレビをぼーっと見ている

Chapter 4

パンデミックブルーの多様性

さまざまな不安のとらえ方&ケア

穏やかにポストパンデミックへ向かうために

世界中でパンデミックによる暮らしへの影響が甚大で、ウイルス（病気）のわからなさプラス暮らしの先の見えなさに多くの人が困惑しています。個々のおかれている立場や状況によっては、パンデミックの影響や、感染症への不安、パンデミックブルー（心身のストレス症状プラス生活上の問題）が大変深刻なこともあります。

いまはそうした立場や状況になくても、そのような状態にある人を理解するよう、みんなが努めることは大切ですね。この章では一般的なイメージ以上にストレスが強いケースについて対応のヒントをまとめます。

仕事や事業への影響が大きいときは

このパンデミックによってほとんどの人が仕事になんらかの影響を受けていると考えられます。

たとえば経済的な被害は金額で比べられるかもしれませんが、パンデミックが仕事に及ぼす影響から受けるストレスの大きさは一概にいえず、人・立場・タイミングなどで違い、経済的な被害と相関するとも限らないでしょう。

そして今後、人の暮らし方（働き方）や、商業や公共のあり方などが変わり、従来のロケーションやサービスの機能が見直されると予想されています。

それはリモートワークやｅコマースなど、すでにあった潮流をパンデミックが加速させるケースもあれば、「三密防止」など必要に迫られパンデミックで生み出された新たな仕組みもあるので、まだどんな変化が起こるか、なかなか先を見通せないですね。

個人も企業も、国や国際機関などの組織もパンデミックによる影響をはっきりとはつかめてはいないいま、とにかく目の前の現実的な問題にそれぞれ対応するしかないわけです。

コロナ禍でリモートワークをしてみたところ業務に支障がなかったので、緊急事態宣言の解除前に「リモートワーク継続」を決める企業も出ていました。オフィスの機能が見直された例ですね。医療もオンライン診療が広がり、病院の機能を見直す動きが出ています（もちろん〝病院〟というインフラはなくなりません）。

しかしまだ長期展望はもちづらく、当分は短期的に問題と向き合い、対応を重ねる時期だといえます。「この3カ月、無事に生き延びる」。3カ月を過ぎたら「この1年」。そのようにとらえて、それぞれ現実的な対応に注力しましょう。

ひとりの人、ひとつの組織の活動が、ポストパンデミック（ウィズコロナ）に適応するように社会に変えていきます。パンデミックの影響が大きかった業種ほど更新を望み、実際に変化を牽引していくでしょう。

働く一人ひとりの人は、いまはなるべく「睡眠改善のためのケア」(69ページ)などを行ってストレスに配慮して、落ち着いて「コロナのおかげで自分(組織)の力が見える」という視点をもつよう試みてみましょう。

北九州を拠点に生活困窮者の支援を32年に亘り行っているNPO法人抱樸の理事長、奥田知志さんが講演などでよく話す言葉に、「貧すれば鈍するではなくて、貧すれば出会うし、貧すれば考える」があります。

私も、困っているいまだからこそ「この3カ月、無事に生き延びる」ために出会い、考え、柔軟に変わっていける人が苦境を脱すると思います。

行政の支援策など利用できるものはすべて利用し、ファイナンシャルプランナーや社労士など専門家の力も借りて、強みはなにか、弱点はなにか? どうすれば手持ちの技術や材料を活かせるのか? 出ていくお金を減らせるか? ロケーションも含めて見直せるものはないか? 本当に「これしかない」か？　考えなおしてみましょう。

「出会う」というのは「学ぶ」も含まれますから、新しいことを「学ぶ」チャンスでもあります。これからの経済学や経営学を学ぶような選択もあるでしょう。

そういったことを全力で考え、どのような判断も前向きな気持ちでできることを願います。

事業経営の専門家ではありませんが、精神医療に従事し、産業医としても多くの経営者や働く人のメンタルヘルスを診てきた経験から、そのように柔軟な人が活路を見出すと信じ、エールを送ります。

ストレスの自覚はなくても、パンデミックにより長期間、大変強いストレスがかかり続けていることを忘れず、なんらかのストレス・コーピングを実践し、心と体の健康を守りながら活動をしてください。

ただし、こうした助言は厳しい問題に直面している人には直接言っても伝わりづらいものです。身近に問題の渦中にいる人がいたら、どうか心身のストレスに留意して見守り、必要に応じてマネジメントの専門家や、医療や精神保健の専門家につないでください。

一方、緊急事態宣言下でリモートワークになったものの、オンラインで実務が進めにくい営業などの職種もあり、事実上は「待機」状態が続き、仕事に対する意欲低下や、評価や持続性に対する不安が大きなストレスになった人も少なくないようですね。

そのような状態にあるときは、未来について思いをめぐらすのはやめ、「自分らしさを手に入れる期間にする」と気持ちを切り替えるように努めましょう。具体的に行動しなければ気持ちは変わらないので、資格取得を目標にして、ちょっと勉強してみませんか。

それも昇進や転職、起業の武器になるような「有益な資格」と、勉強を楽しみ、うんちくが増えるような「楽しい資格」とを同時に、Wアタックすることをおすすめします。ひとつの勉強に飽きたら、もうひとつの勉強をすると、両方の勉強が進むからです。

「不要不急の外出が制限され、仕事もできないときに、うんちくを増やす勉強なんて」と思う人もいるかもしれませんが、不要不急の外出を控えるとき、家庭でできる不要不急のことを創り出さなければ、ストレスとヒマをもて余してしまうでしょう。資格取得の勉強は、ストレス対処と自分への投資、そしてヒマつぶしを兼ねます。

ひとまず通常業務を再開した場合も、パンデミック再来に備えてどんな資格に興味がもてるか、目星をつけておくのがおすすめです。

若い人を中心に、自粛生活や待機ストレスを機にキャリアの再設計をし、副業を始めるような動きが多数出ているとも聞いています。

人それぞれ、自分のタイミングで考え、動けばよいことなので決して「人と比べて出遅れるな」などとはいいませんが、ただストレスに耐えていても変化は訪れません。自らのアクションで、変化を引き寄せましょう。

この機に乗じてつけ入るモノに用心を

残念なことではありますが、パンデミックブルーの混乱に乗じて人につけ入り、だまそうとしたり、仲間を増やそうとする人や団体が近づいてくることがあります。

普段ならそのようなモノ、コトにつけ入る隙を見せない人も、パンデミックブルーの最中ではいつもと違う反応をしてしまうことがあるので、信頼できる人間関係のつながりを維持し、なにか大事な判断をする場合は、信頼できる人の意見を聞き、参考にする習慣が備えになります。

ところで、なぜ人はストレスが強いといつもと違う反応をしてしまうのでしょうか。それには2つの理由が考えられます。

ストレスが強いときには、脳が心身の機能のバランスをとる自律神経系のうち「交感神経」を優位にはたらかせて心と体の緊張を高めますが、そのような状態が長く続くと疲弊し、もう一方の「副交感神経（緊張をゆるめるはたらきをもつ）」とのバランスが乱れてしまいます。すると自律神経機能が整っていることをひとつの前提としてはたらく高次脳機能（認知・判断・行動）に影響が出てしまう、というのが理由①です。

さらに脳というのは、一般的に右利きの人の場合、デジタル脳と呼ばれる左脳とアナログ脳と呼ばれる右脳が情報をやりとりして「理性的かつ情緒的」な、絶妙な高次脳機能をはたすようにできています。しかし強いストレスがかかっているとその情報のやりとりに支障が出て、適切な認知・判断・行動がとれなくなる、というのが理由②です。よく考えもせず投げやりな判断・行動をとってしまうようなことが起こるのです。

パンデミックが起こってからというもの、みな①と②のWパンチで、普段のように論理的・合理的でなくなり、誘惑者の手練手管にだまされてしまいやすい状態です。

不安につけ入る甘い声に誰もが弱くなっている時期なので、コロナ以前からのつながりが大切です。

パンデミックによる偏見を防ごう

パンデミックブルーの大変残念な現れ方として、エッセンシャルワーカーやその家族、新型コロナ感染症の患者や家族への偏見・差別とともに、「自粛警察」などと呼ばれている異常な行為があります。

コロナ禍において誰でも論理的・合理的思考がしづらくなることは先に紹介しましたが、さらにストレスが強く作用し、思考が先鋭化あるいは幼稚化して、偏見や差別、異常な行為をまねく場合もあるのです。

精神医療ではそのような幼稚化を「退行現象」といいます。子ども特有のストレス・サインとして「赤ちゃん返り、幼児返り」を紹介しましたが、子どもに限らず、大人にもこの症状が現れることがあるということです。そして決して特別な人だけに起こることでもありません。

「退行」も防衛機制のひとつで、否認とならんでパンデミックブルーの際にはよくみられる心理的な逃げ道です。

とはいえエッセンシャルワーカーへの偏見は言語道断。新型コロナウイルス感染症は誰もがかかる可能性がある病気で、リスクが高い中で働く人やその家族のストレスを思いやる気持ちをみんな忘れてはいけません。

また、病気になった人を偏見の目で見る風潮が広がることは、体調が悪いときに声をあげづらくし、感染の発見を遅らせ、感染を広めることにもつながります。みんなのいのちの危険が増すので、社会として偏見や差別を許さないムードづくりと公の啓発が必要です。

さらに、今回のパンデミックにより突然失われた多くのいのちを悼む気持ちを忘れてしまったら、この世界は殺伐としたものになりかねません。非常時には普段に増して人の多様性を認め、自分と等しく他者への畏敬、寛容さが大切です。だからこそみんなパンデミックブルーに対処が欠かせませんね。

身近な人が偏見にとらわれている場合は、必要な睡眠や運動でフィジカル（身体）面の健康が保てるような配慮をして見守りながら、その人のメンタルヘルスに不安や問題を感じる場合は精神医療の専門家につなぎましょう。


ところで、偏見や差別の気持ちはなくても、いま、新型コロナ感染症にかかった人へのお見舞いや、残念ながらいのちを落としてしまわれた人のお弔い、ご遺族へのお悔やみなどの行為がはばかられるかもしれません。その気持ちはパンデミックの渦中で自然なことです。自分を責めないでください。

ただし、実際に行動をとらなくても、もし相手が違う病気だったら、自分はどのような行動をとったかを考えてみましょう。いま出かけて行けなくても、できることはないか。または少し時間が経ってからはどうするかも。

相手や相手のご家族との人間関係を今後も続けていきたいなら、する・しないは別として考え、後につながる思いをもち、そのことについて自分が信頼できる人（家族や友人）と対話しましょう。

持病の悪化を防ぐために

パンデミックの動向によって、医療側からの要請で持病の治療や検査、手術が遅延する人や、自ら通院の延期を希望する人がたくさんいます。その判断は誰のせいでも、不運でもなく、パンデミックによるもので、最善の判断です。状況が落ち着けば治療再開となりますので、そのときまでなるべく健やかに過ごされることを願います。

睡眠を大切に、むりのない範囲で日々のストレス・コーピングを行い、小康を保ってください。

どんなときも、医療を受けるとき主治医との信頼関係が大切です。治療等を延期している期間も信頼関係を保つために、なにか不安や疑問を感じたら医療スタッフを通じた伝言やファクスなども利用してすぐ連絡をとり、解消しましょう。

主治医は治療を待っている患者の様子をあんじながら、職務に尽力していると思います。すぐに答えられないこともあるかもしれませんが、必ず返事がありますので、困ったときは連絡を。

またそのような状況のときは患者会や患者家族会のオンライン交流が支えになることもあります。

依存・スリップを起こさないために

パンデミックブルーのひとつの現れ方としてアルコールや薬物、ギャンブル、ゲームなどの依存症や窃盗症（万引きなど窃盗行為を反復的にする精神障害）、それらの回復過程での再発（スリップ）が起こる場合が懸念されます。

依存症やその再発は精神障害としてとらえ、治療を行うことが必要です。家庭内で問題解決を図ろうとはせず、精神科の病院やクリニックか精神保健福祉センターに相談してください。

こうした病気の中で、コロナ禍の自粛生活ではとくにアルコール依存症の危険が指摘されています。誰でも昼間の飲酒が度重なると、ゆっくりかつしっかりと依存が形成されていく危険があります。家族で相談して、お酒を飲む時間と量を決め、守ることが、アルコール依存症の予防になります。

夜だけ飲む場合も、節度ある適度な飲み方を守ることが大切です。節度ある適度な飲酒（＝依存症の心配がない飲み方）とは、

通常のアルコール代謝能がある日本人で1日平均純アルコール約20g以内
女性は男性よりも少ない量が適当
少量の飲酒で顔が赤くなるなどアルコール代謝能が低い人も少ない量が適当
65歳以上の高齢者はより少ない量が適当

表4 お酒に含まれるアルコール量の参考

お酒の種類	アルコールの含有量
ビール〈ALC. 5%〉中瓶1本：500mℓ	20g
日本酒〈ALC. 15%〉 1合：180mℓ	21.6g

とされていて、アルコール依存症の人、既往がある人は完全に断酒することが必要です。

表4にお酒に含まれるアルコールの量を示しました。毎日ビール中瓶1本以上は飲み過ぎ、依存症のリスクがある飲み方と知るとややショックを受ける人も少なくないかもしれません。しかし、アルコール依存症は一般的にイメージされている以上に身近な問題で、その予備軍が360万人、治療が必要なアルコール依存症患者のうち実際に治療を受けている人はわずか5%、などという報告もあります。

飲酒問題があるかどうかスクリーニングするテストはインターネット上に公開されています。

アサヒビールが運営する「人とお酒のイイ関係」サイトで

紹介されている「新久里浜式アルコール症スクリーニングテストKAST－男性版」「新久里浜式アルコール症スクリーニングテストKAST－女性版」が比較的簡単にできるスクリーニングテストです（2020年6月10日現在）。

飲酒の習慣がある人は、ときどきこのようなセルフチェックをして自身の飲酒習慣を見直し、依存症を防ぎましょう。

DVや虐待を防ぎ、見守るために知っておきたいこと

パンデミックの一報が入ったときから、精神医療や福祉に携わる多くの専門職は感染症予防の自粛生活が始まることによって家庭内暴力や児童虐待、高齢者の虐待が増加することを強く懸念し、情報発信をしています。

家庭は誰にとっても安全な場所とはかならずしもいえません。しかし、感染症拡大を防ぐ対策は、さまざまな家庭の問題を家庭の中に封じ込めてしまい、支援者との関係を分断する危険もあります。

もし被害にあったら、または被害を察知したら、身近な公的機関の専門職につなぎましょう。専門的なケアのリソースがある機関・職種でなければ、現実的な対応に結びつきにくいのです。

ＤＶは配偶者暴力相談支援センター、児童虐待は児童相談所や教育委員会、高齢者の虐待は地域包括支援センターに連絡しましょう。そのような機関はパンデミックに当たり対応強化をしています。

ポストパンデミックへ4つめのR

コミュニケーションで自分を保つ

先に紹介した通り、日々のストレス・コーピングとしては「3つのRの実践」が欠かせないのですが、「新しい生活様式」の特徴として閉塞状況が続くことから、「Rest」「Relaxation」「Recreation」に加えて「Refresh」という4つめのRが必要だと思うようになりました（表5）。

普段なら十分に眠って、なにか日々楽しめることを続けていると、自ずとリフレッシュもできるので、これまでの著書などで「4つめのR＝Refresh」を提示していませんでしたが、いまはポストパンデミックへの備えで特別な視点

表5 4つのR

Rest	睡眠（運動）
Relaxation	気持ちをリラックスさせ、癒しをえること
Recreation	ストレスによって生じた心身のゆがみを本来の状態にリ・クリエイト（つくり直し）すること
Refresh	多様な人（支援者含む）とのコミュニケーションで自分らしさを保つこと

をもち「Refresh」を心がける必要を感じたのです。そして「Refresh」の方法として、意識的に人とのコミュニケーションをとることをあげます。

なぜなら人は、人と交わる中で自分がわかり、刺激や影響を受けて変化することができるから。一方、コミュニケーションが不足すると、自分が見えなくなり、立ち位置を知る機会もなくなってしまうからです。

すると次第に閉塞感が増し、一定の考えにこり固まったり、極端に自分を卑下し、消極的になったり、被害者意識が強くなりやすい。逆にひどく高慢になることもあります。こうした心の変化は、コミュニケーションが不足すれば誰にでも起こる可能性があることです。

個人に限らず、組織や集団にもコミュニケーション不足によって同様の変化が起これば、その結果、業務や組織の改革が進まず、さまざまな活動の生産性が低下します。ビジネスに限らず、社会的なこと、また芸術的、文化的な活動なども停滞する危険があり、パンデミックブルーよりさらに社会的影響が大きい「ポストパンデミック・シンドローム」といえる障害の広がりを危惧しています。

当面、究極のリフレッシュとして、コミュニケーションを個々で意識的に計りましょう。自分や家族のパンデミックブルー（困り事）を抱え込まず、必要なときに公的機関や専門家に相談するコミュニケーションもためらわないことが大切です。

もちろん、しばらくの間は人と交流する際、互いに感染症予防の工夫は欠かせません。ただし緊急事態宣言中を除けば、最低限、新しい生活様式を守ればいいのです。なにをしても暮らしの中で感染リスクをゼロにすることは不可能なので、感染症の動向を見ながら、家族や仕事の関係者など身近な人以外の「多

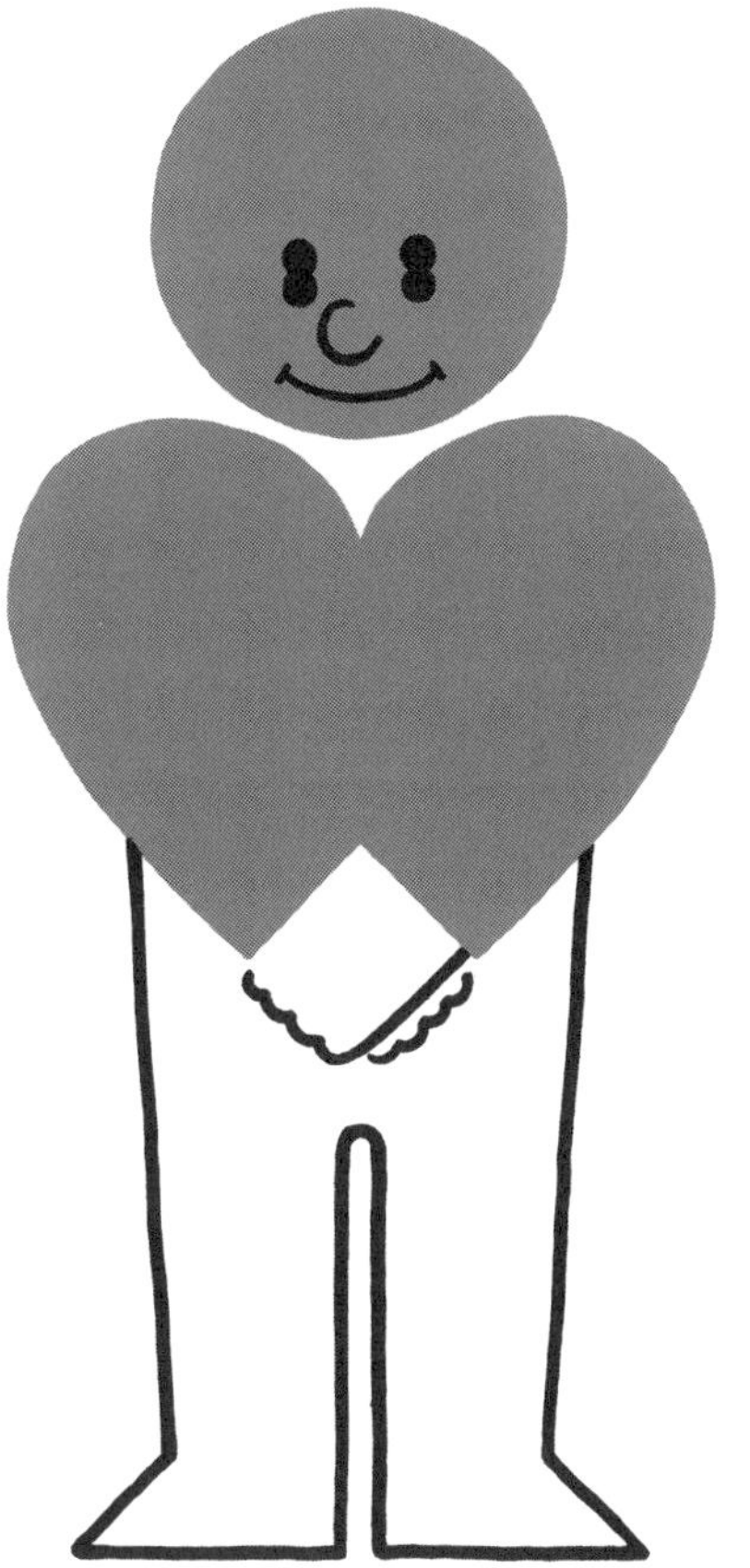

様な人」と「リアル」なコミュニケーションを保つ努力をして、自分を見失わないようにしましょう。

手段としては直接会わなくてもいいですが、多様な考え方や価値観を知り合い、関係性を築くことができる方法を選びましょう。誰だかわからない人が、無責任に発言できるような場は、多様な考え方や価値観を知ることはできても、いまのように社会全体に閉塞感が増している時期にはストレスフルなコミュニケーションになる危険があるので、注意が必要かもしれません。あまり疑心暗鬼になるのもよくないので、自分がリフレッシュでき、豊かになれるコミュニケーションを求め、選んで、むりをしないでください。

社会的にもポストパンデミック・シンドロームの広がりを防ぐ施策が必要だと思います。これまでとは視点を変え、感染していない人が積極的に活動するためにPCR検査を活用するなど、感染症対策の技術を含むさまざまなテクノロジーを駆使して行うことが期待されます。

集団の中で閉塞感が強まると道徳心を欠き、利己的な人や行為が増え、暴力や犯罪が横行する危険もあり、争いが増え、そうなるとみんなが生きづらくなってしまうのです。人々が暮らしを営む地域のコミュニティでも住民間の安全なコミュニケーションが保てるよう、みんなで工夫していきましょう。

ところで「花さき山」というおはなしをご存知でしょうか。山菜とりに出かけた少女が山姥から「誰かがやさしいことをすれば山に花が咲く、人のためにいのちをかけてやさしいことをすれば山ができる」と教わる話です。

人がやさしさを失うと、花は咲かず、自然も失われてしまう。昔から人はそのことを知っているから、このようなおはなしがあり、半世紀を超えて絵本が読み継がれてきたのでしょう。

私たち一人ひとりが、そして社会がやさしさを失わないように「4つめのR＝Refresh」としてコミュニケーションを保つ努力を続けることが求められています。

おわりに

国が公表した「新しい生活様式」とは感染症予防のことですが、私たちの生活は病気の予防を中心にはまわりませんから、パンデミックを経験し、もっと別の意味で「新しい生活様式」をつくる必要に迫られました。

1枚の写真を撮影者の許可をえて紹介します。自宅でリモートワークするお母さんから、帰宅する子どもへのお願いを記したホワイトボード。自宅マンションの玄関に置いたそうです。これも独自の「新しい生活様式」の工夫ですね。

パンデミックに対応する中でコミュニケーションツールを増やした好事例でしょう。ボードがないと子どもが「ただいま〜!」と元気に帰ってくること、普段だったら喜ぶことが、お母さんをイラッとさせるかもしれません。イラッ

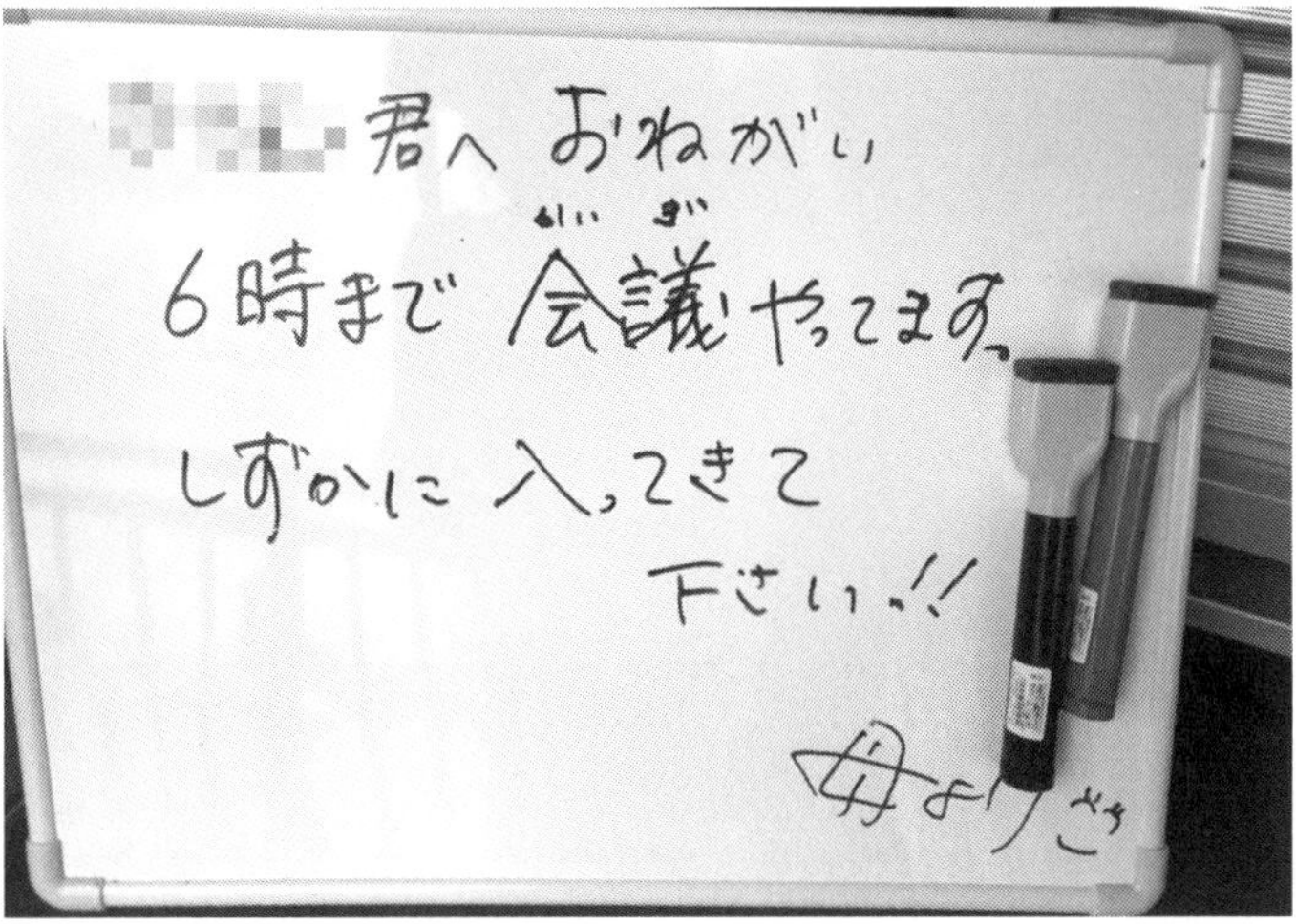

外出先から帰宅する子どもへ、お母さんのお願い。家族間で、互いに余計なストレスを増やさない小さな工夫は大切なこと。

とされた子どもには理不尽で、ストレスを与えます。そのような危機を回避する、一種のストレス・コーピングとして素晴らしいアイデアです。

　この写真を見ると「うちも同様のことをしている」「我が家はこうしている」という人も多いのではないでしょうか。すでにパンデミック発生から数カ月過ぎ、みなそれぞれ臨機応変に対処してきたでしょう。

　自粛生活をきっかけに、いままでしなかった、できなかったことをやってみて、よかったことはこれからの生活に残せますね。たとえば、忙しくてつい疎遠になっていた近くの実家にちょくちょく様子を見に行き、家族で話すいいチャンスになったなども「新しい生活様式」です。

人それぞれ「ハッピーな普通の生活」を守るために柔軟な発想で工夫する、工夫を楽しむことが、いつも大事にしたいことです。

感染症予防に必要な規制を守ることは生活の一部として大切ですが、いま大事なのはそれだけではないことを忘れず、すでに自分（我が家）流で始めている（たくましく生きている）ことに自信をもっていただきたいと思います。

そして健康を守る＝感染症の予防ではありません。

パンデミックの報道や脅威の前では失念しがちですが、健康は「恒常性維持（免疫や自律神経、内分泌の機能維持）」「睡眠やストレス対策」「活動・運動」「栄養」「病気（含感染症）の予防、早期発見・早期治療」などの総合力で保てるものです。

ぜひ新しい生活様式に暮らしの中で手軽な健康づくりとして「睡眠ケア」や「日々のストレス・コーピング」を組み入れていただきたいと願い、本書をまとめました。習慣として定着させ、家族みんなの総合力を高めるようご活用ください。

ところで、コロナ禍では大人も子どもも普段のように人と会えない、交われないつらさを思い知る日々です。つながれなくなって、つながりがどんなに大切かわかりましたね。オンラインなどでつながりを保つ工夫が可能で、こういったツールがあって本当によかった。

そして、このつながりはもはや国境などでは遮れないもので、ウイルスの脅威も富める国（人）、貧しい国（人）にも関係なく及び、自国だけ安全を守り、生き残るなど不可能な事実にも気づかされました。

みんなに等しく大切なことや真の豊かさについて、パンデミックから学ぶところもあります。ならば学びの成果を未来に残せるはず。未来の人類にとって

「災い転じて福となす」よう、希望をつないでいきたいですね。

基本的に前を向いて、新しい暮らしの創造に取り組んでいきましょう。

人の気持ちはゆれ戻るのも当たり前なので、ときどき不安に襲われても、十分な睡眠と楽しめる方法でストレスに対処をし、元気を取り戻して朝を迎えましょう。

古賀良彦

参考文献

「健康づくりのための睡眠指針２０１４」（厚生労働省）
「新型コロナウイルス感染症の世界的大流行下における、こころの健康維持のコツ」（国際双極性障害学会：時間生物学・時間療法タスクフォース、光療法・生物リズム学会共同提言、日本語訳：東京歯科大学 宗未来）
「#SaveOurLife 記者会見より」ｎｏｔｅ奥田知志（ひとりにしない支援 認定ＮＰＯ法人抱樸／牧師）
「生活困窮者や住宅確保要配慮者に対する居住確保と生活支援を総合的に行う人材の育成に関する研究事業」報告書
「知ることからはじめよう みんなのメンタルヘルス総合サイト アルコール依存症」（厚生労働省）
『花さき山』斎藤隆介作、滝平二郎絵（岩崎書店）

パンデミックブルー《感染爆発不安》から心と体と暮らしを守る50の方法

私たちは意外にも無意識に自分を守るためのストレス・コーピングをしているのかもしれません。ざっと眺めて、「うん、だいじょうぶ」とか「案外、できてる」「もうすこしがんばろう」とか、そんな目安にしてください。

Pandemic Stress Care

1 情報収集はほどほどにして、不要な情報と距離をとる

2 世界の誰かが新型コロナの実態をつかみ、治療法を見つけるのを待つ

3 「この3カ月、無事に生き延びる」と決める

4 生き延びるために支援や専門家の知恵など、利用できるものはすべて利用する

5 「むりせず続けられる方法」で自宅を安全な場所にする

6 家庭の感染症予防の情報ソースは公的機関にしぼる

7 同居していない両親や祖父母などとも「選別した情報」をシェアする

8 感染症の不安があるとき電話する連絡先（電話番号）をチェックする

9 自分（我が家）の〈期間限定〉予防ＴＯ ＤＯリストをつくる

10 「ワンオペ育児」「ワンオペ介護」にならない仕組みをつくる

11 離れて暮らす家族や友人に連絡をとり、気遣う

12 「ステイ・ホーム」期間は1日のタイムスケジュールを決め、守る

13 「自宅を安全な場所にする工夫」にインセンティブ（ごほうび）をつける

14 どうしたら「自宅を安全な場所にする工夫」を楽しめるかアイデアを募る

15 暮らしに起きたネガティブな変化について、家族で前向きに話題にする

16 家で過ごす時間が増えたことで起きた良い変化について、家族で話す

17 子どものストレス・サインに気をつける

18 子どもに「終息までの期間限定で気をつけること」を教える

19 子どもの思いを聞き、スキンシップをとる

20 思春期以降の子どもには過ごし方を提案し、生活リズムを見守る

21 身近なお年寄りのストレス・サインに気をつける

22 お年寄りの困り事を聞き、相談にのる

23 お年寄りの「フレイル予防」「ストレスケア」をサポートする

24 ストレス・サインの症状が2週間続いたら医療機関を受診する

25 普段に増して多忙なエッセンシャルワーカーは眠れるとき、眠れるだけ、眠る(休む)

26 仕事上の待機ストレスに「自分らしさを手に入れる」チャレンジで対処

27 大事な判断は信頼できる人の意見も聞いてからにする

28 この機につけ入ろうとしてくるモノに用心する

29 偏見や差別を許さない

30 突然失われた多くのいのちを悼む気持ちを忘れない

31 自分にやさしくすることで穏やかさを保つ

32 人にもやさしく、寛容でいるように努力する

33 病気の治療中に不安なときはすぐに主治医に連絡する

34 飲酒やゲームは時間・量を決め、守る

35 DVや虐待の被害にあったら（察知したら）公的機関の専門職につなぐ

36 多様なコミュニケーションを求め、リフレッシュしながら自分を保つ

37 自分（我が家）の「新しい生活様式」の創造に自信をもつ

38 パンデミックを経験して気づいたことを暮らし方（働き方）に活かす

39 自分にとって十分な睡眠時間を知り、十分に眠る

40 生活のリズムを保って、体内時計を乱さない

41 同じ時間に起きて、太陽の光を浴びる

42 3食とる時間をおおむね同じにする

43 仕事や家事とオフタイムの「めりはり」をつける

44 日中はこまめに体を動かす

45 ちょくちょく部屋の空気を入れ換える

46 脳をリラックスさせる香りを利用する

47 心理的な居場所をもっておく

48 いいかげんな川柳をひねる

49 飽きたらすぐ中断できる「遊び」でくつろぐ

50 脳のストレッチ的トレーニングで「やわらかあたま」になる

古賀良彦　こが よしひこ

医学博士。杏林大学名誉教授。専門はストレスの精神生理学的研究。著書・監修書に『快眠美人になる!――「かくれ不眠」解消で毎日いきいき』(ホーム社)、『いきいき脳のつくり方――臨床医が明かす“しなやかな脳”の科学』(技術評論社)、『睡眠と脳の科学』(祥伝社新書)、『人間関係が良くなる!――脳の疲れをとる本』(方丈社)ほか。

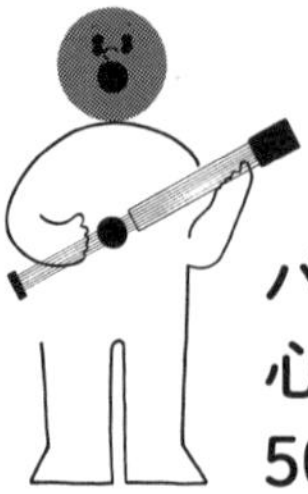

パンデミックブルー《感染爆発不安》から心と体と暮らしを守る50の方法

2020年8月1日　第１版第１刷発行

著者　古賀良彦

発行所　株式会社亜紀書房
〒101-0051 東京都千代田区神田神保町1-32
TEL 03-5280-0261（代表） 03-5280-0269（編集）
http://www.akishobo.com/
振替 00100-9-144037

装丁　アルビレオ

イラストレーション　松原光

企画編集　下平貴子

印刷・製本　株式会社トライ
http://www.try-sky.com/

Printed in Japan
ISBN978-4-7505-1656-1　C0077